Parth Solanki
Vasudha Sodani
Bhumi Sarvaiya

Laser em odontopediatria

Parth Solanki
Vasudha Sodani
Bhumi Sarvaiya

Laser em odontopediatria

ScienciaScripts

Imprint
Any brand names and product names mentioned in this book are subject to trademark, brand or patent protection and are trademarks or registered trademarks of their respective holders. The use of brand names, product names, common names, trade names, product descriptions etc. even without a particular marking in this work is in no way to be construed to mean that such names may be regarded as unrestricted in respect of trademark and brand protection legislation and could thus be used by anyone.

Cover image: www.ingimage.com

This book is a translation from the original published under ISBN 978-3-659-92024-0.

Publisher:
Sciencia Scripts
is a trademark of
Dodo Books Indian Ocean Ltd. and OmniScriptum S.R.L publishing group

120 High Road, East Finchley, London, N2 9ED, United Kingdom
Str. Armeneasca 28/1, office 1, Chisinau MD-2012, Republic of Moldova, Europe
Managing Directors: Ieva Konstantinova, Victoria Ursu
info@omniscriptum.com

Printed at: see last page
ISBN: 978-620-8-38621-4

Índice

LISTA DE ABREVIATURAS

Sr.	Abbreviation
LASER	Light Amplification by Stimulated Emission of Radiation
DNA	Deoxyribonucleic Acid
UV	Ultra Violet
LED	Light Emitting Diode
EM	Electro Magnetic
MASER	Microwave Amplification by the Stimulated Emission of Radiation
Nd:YAG	Neodymium Doped Yttrium Aluminium Garnet
EMR	Electromagnetic Radiation
CW	Continuous Wave

GP	Gated Pulsed
FRP	Free Running Pulsed
ms	Milli Second
µs	Micro Second
PBM	Photo Bio Modulation
NO	Nitrogen Oxide
RNA	Ribonucleic Acid
O_2	Oxygen
H^+	Hydrogen Ions
OH	Hydroxide Ions
HO:YAG	Holmium Yttrium Aluminum Garnet

Nd:YAG	Neodymium Doped Yttrium Aluminum Garnet
Er:YAG	Erbium Doped Yttrium Aluminum Garnet
Nd:YAP	Neodymium Doped Yttrium Aluminum Perovskite
GaA	Gallium Arsenide
Er,Cr:YSGG	Erbium Chromium Doped Yttrium Scandium Gallium Garnet
LF	Laser Fluorescence
QLF.	Quantitative Light Induced Fluorescence
APF	Acidic Phosphate Fluoride
LLLT	Low Level Laser Therapy
LED	Light Emitting Diode

LDF	Laser Doppler Flowmetry
PBF	Pulp Blood Flow
mJ	Milli Joule
J	Joule

Introdução

LASER - Amplificação da Luz por Emissão Estimulada de Radiação.

Um laser é um dispositivo que emite luz através de um processo de amplificação ótica baseado na emissão estimulada de radiação electromagnética. Os lasers são utilizados em unidades de disco ótico, impressoras laser, leitores de códigos de barras, instrumentos de sequenciação de ADN, fibra ótica, comunicações ópticas de espaço livre, fabrico de pastilhas semicondutoras, cirurgia laser e tratamentos de pele, materiais de corte e soldadura, dispositivos militares e policiais para marcar alvos e medir o alcance e a velocidade e em ecrãs de iluminação laser para entretenimento.

Lasers semicondutores no azul e no UV próximo foram também utilizados em vez de díodos emissores de luz (LED) para excitar a fluorescência como fonte de luz branca. Isto permite uma área de emissão muito mais pequena devido à radiância muito maior de um laser e evita a queda sofrida pelos LEDs; estes dispositivos já são utilizados em alguns faróis de automóveis. A tecnologia laser foi recentemente introduzida no domínio da medicina, a fim de responder às necessidades de diagnóstico e terapêutica dos pacientes de forma mais rápida e eficiente.[1] A teoria da emissão estimulada discutida por Einstein em 1916 resultou mais tarde no desenvolvimento do primeiro laser funcional por Maiman em 1960. Laser significa amplificação da luz por emissão estimulada de radiação.[2,3,4,5]

Uma vez que a medicina dentária contemporânea se baseia na utilização de procedimentos minimamente invasivos, o laser pode servir como uma alternativa favorável à perfuração devido ao facto de ter menos dor, som e vibração. A manutenção de um ambiente seco melhora a visão do clínico da área de trabalho e resulta num melhor resultado. Além disso, a substituição de instrumentos dentários afiados por laser atrai mais pacientes para as clínicas dentárias.[6] No entanto, a terapia com laser também tem algumas deficiências, como o custo elevado, a dificuldade de acesso, a sua natureza perigosa se as medidas de segurança não forem seguidas, o facto de não ser aplicável em todos os campos da medicina dentária, a incapacidade de remover restaurações metálicas e os danos térmicos nos tecidos moles.[7]

O laser foi inicialmente utilizado para a incisão de tecidos moles. No entanto, a nova geração de lasers, com a sua função especial nas moléculas de água, também pode ser utilizada para a ablação de tecidos duros dentários. Devido aos recentes avanços nas aplicações do laser na maioria dos campos dentários, é atualmente utilizado de forma eficaz na prevenção, diagnóstico e tratamento de cáries.[8]

Os pedodontistas tentam criar uma memória agradável da primeira consulta dentária para as crianças, utilizando tecnologias novas e minimamente invasivas para ajudar a criança a estabelecer bons hábitos dentários· 9 Ter uma primeira experiência dentária menos dolorosa utilizando uma tecnologia moderna como o laser seria uma estratégia preventiva e terapêutica eficaz. O laser pode ser utilizado com êxito no diagnóstico de doenças orais e dentárias, no tratamento dos tecidos duros e moles da Introdução e na prevenção de doenças orais e dentárias rapidamente progressivas em crianças.[10]

Um dos principais papéis do odontopediatra é proporcionar uma educação eficaz em matéria de prevenção, a fim de reduzir a incidência de doenças dentárias e orais ao longo da infância e da adolescência até à idade adulta. A utilização do laser cirúrgico em Odontopediatria tem procurado abordar o corte eficiente dos tecidos duros dentários, a ablação hemostática dos tecidos moles e o efeito esterilizante através da eliminação bacteriana. Foi demonstrado que os lasers não cirúrgicos, menos potentes, modificam a atividade celular e melhoram as vias bioquímicas associadas à cicatrização dos tecidos, ajudam na deteção de cáries e na cura dos materiais de restauração compostos.

A decisão de incluir os lasers nos cuidados dentários diários dependerá sobretudo de considerações financeiras sobre a forma como a sua utilização pode aumentar a rentabilidade da clínica. O fator mais importante na tomada dessa decisão será a compreensão da forma como os comprimentos de onda do laser interagem com os tecidos orais, juntamente com uma apreciação da forma como essa utilização pode melhorar a gestão dos doentes. Nos últimos dez anos foram introduzidos muitos novos avanços tecnológicos que tornam os cuidados dentários das crianças mais rápidos, mais fáceis e uma experiência mais agradável. A radiografia digital está a proporcionar meios mais rápidos e seguros de diagnosticar doenças dentárias mais cedo e é mais segura para o nosso ambiente. Os microscópios proporcionam uma melhor visualização da doença dentária e permitem ao dentista visualizar os tratamentos dos tecidos duros e moles com maior precisão. O laser permite efetuar restaurações com menos agulhas e tratamentos mais fáceis dos tecidos moles.

Todos estes avanços não só tornam a prestação de cuidados uma experiência mais agradável para o doente, como também proporcionam menos stress para o dentista. No entanto, o aspeto futuro do laser em Odontopediatria mostra muitas tendências e possibilidades muito interessantes, mas ainda há um longo período de desenvolvimento pela frente.

Esta dissertação bibliográfica tem como objetivo estudar o mecanismo de produção do laser, bem como a sua aplicação, segurança e regulamentação em Odontopediatria.

História dos lasers

Desde as duas últimas décadas, a utilização de lasers em Odontopediatria evoluiu imenso. A utilização de lasers em Odontopediatria provou ser uma ferramenta eficaz para aumentar a eficiência, a especificidade, a facilidade, o custo e o conforto dos tratamentos dentários.

A base teórica que postulava a produção de luz intensa com uma configuração específica, antecedeu o desenvolvimento do primeiro laser em mais de quarenta anos. Em 1704, Newton caracterizou a luz como um fluxo de partículas.[11] A experiência de interferência de Young, em 1803, e a descoberta da polaridade da luz convenceram outros cientistas da época de que a luz era emitida sob a forma de ondas.

O conceito de radiação electromagnética, de que a "luz" é um exemplo, foi descrito de forma matemática por Maxwell, em 1880. A teoria electromagnética (EM) de Maxwell explicava a luz como vibrações rápidas de campos EM devidas à oscilação de partículas carregadas. No início do século XX, o fenómeno da radiação do corpo negro pôs em causa a teoria da luz em forma de onda. As estruturas atómicas absorviam a energia electromagnética incidente e ficavam excitadas num nível superior, que posteriormente decaía para um estado inferior e estável, com a libertação de energia emissiva.

De acordo com a teoria EM de Maxwell (1880), a intensidade energética das emissões EM com uma dada frequência é proporcional ao quadrado dessa frequência. Os trabalhos adicionais realizados por Hertz (1887) sobre o "efeito fotoelétrico" (um estudo pioneiro sobre a emissão de raios catódicos) e por Planck (1900) sobre a formulação da distribuição da radiação emitida por um corpo negro ou absorvedor perfeito de energia radiante, complementaram ainda mais a compreensão da propagação da luz.

O significado da constante de Planck (1900) neste contexto é que a radiação, tal como a luz, é emitida, transmitida e absorvida em pacotes discretos de energia ou quanta, determinados pela frequência da radiação e pelo valor da constante de Planck.

As observações de que o número de electrões libertados no efeito fotoelétrico é proporcional à intensidade da luz e de que a frequência, ou comprimento de onda, da luz determina a energia cinética máxima dos electrões, indicavam um tipo de interação entre a luz e a matéria que não podia ser explicado em termos de física clássica. A procura de uma explicação conduziu, em 1905, à teoria fundamental de Albert Einstein, segundo a qual a luz pode ser considerada alternativamente como composta por partículas discretas (fotões), equivalentes a quanta de energia.

Ao explicar o efeito fotoelétrico, Einstein supôs que um fotão poderia penetrar na matéria, onde colidiria com um átomo. Como todos os átomos têm electrões, um eletrão seria ejectado do átomo pela energia do fotão, com grande velocidade. Einstein também previu em 1917, em Zur Theory der Strahlung (Teoria do Comprimento de Onda), que quando existe a inversão de população entre os níveis de energia superiores e inferiores entre os sistemas atómicos, era possível realizar radiação estimulada amplificada, ou seja, luz laser. A emissão de radiação electromagnética estimulada tem a mesma frequência (comprimento de onda) e fase (coerência) que a radiação incidente (Figura 1).[12]

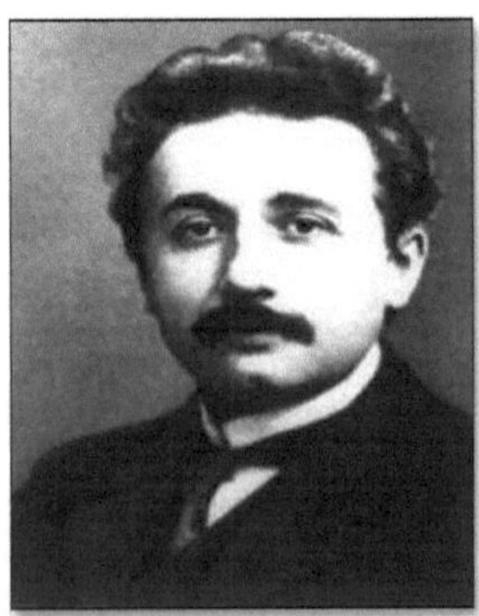

Figura 1: Albert Einstein

O espetro eletromagnético é uma disposição comparativa da energia electromagnética (quanta fotónicos) em relação ao comprimento de onda, abrangendo as radiações gama e X ultra-curtas, passando pela luz visível, até às micro-ondas e às ondas de rádio ultra-longas. Em 1953, Charles Townes, em experiências com micro-ondas, produziu um dispositivo que permitia amplificar esta radiação, fazendo-a passar por gás amoníaco.[13] Este foi o primeiro MASER (amplificação de micro-ondas por emissão estimulada de radiação) e foi desenvolvido para auxiliar os sistemas de comunicação e a contagem do tempo (o "relógio atómico"). Verificou-se que apenas uma fração da energia incidente era convertida em energia do maser, sendo a maior parte emitida sob a forma de calor. A potência de saída dos primeiros masers era da ordem de alguns micro watts. Os trabalhos experimentais efectuados por outros trabalhadores sobre vários comprimentos de onda da energia incidente e materiais-alvo resultaram na invenção do primeiro LASER (amplificação da luz por emissão estimulada de radiação) por Theodore Maima na Hughes Aircraft Company, EUA, em 1960. O trabalho experimental sobre a física da produção de luz laser realçou a atração da utilização de energia de radiação intensa, de comprimento de onda único, em muitas aplicações militares e de comunicações. O laser de Maiman utilizava um rubi sólido como "meio ativo", que era energizado ou "bombeado" por uma fonte eléctrica (figura 2).

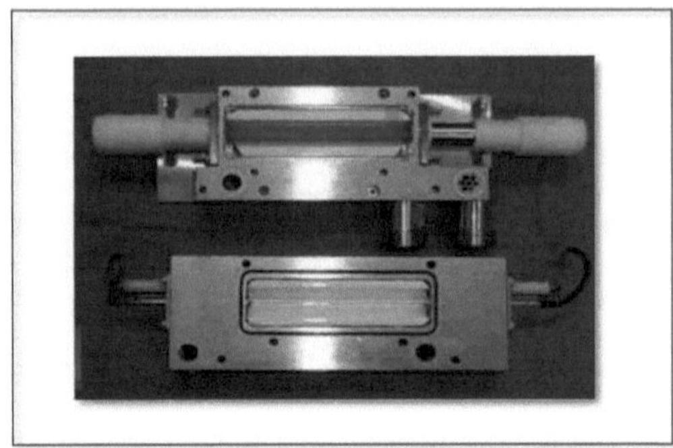

Figura 2: Meio ativo de uma barra de rubi utilizada no primeiro laser de Maiman

Logo após o laser de rubi sólido, foram inventados muitos outros tipos de laser. O primeiro laser de urânio pelos Laboratórios IBM em novembro de 1960, o primeiro laser de hélio-néon pelos Laboratórios Bell em 1961 e o primeiro laser de semicondutores por Robert Hall nos Laboratórios General Electric em 1962; o primeiro laser de granada de ítrio e alumínio dopado com neodímio (Nd:YAG) e o primeiro laser de CO_2 pelos Laboratórios Bell em 1964, o laser de iões de árgon em 1964, o laser químico em 1965 e o laser de vapor metálico em 1966. Em cada caso, o "nome" do laser foi anotado em relação ao meio ativo (fonte de fotões laser) utilizado.

Apesar de Maiman ter exposto um dente extraído ao seu laser de rubi em 1960, as possibilidades de utilização do laser em medicina dentária só surgiram em 1989, com a produção do American Dental Laser para uso comercial. Este laser, utilizando um meio ativo de Nd:YAG, emitia luz pulsada e foi desenvolvido e comercializado pelo Dr. Terry Myers, um dentista americano (Figura 3).

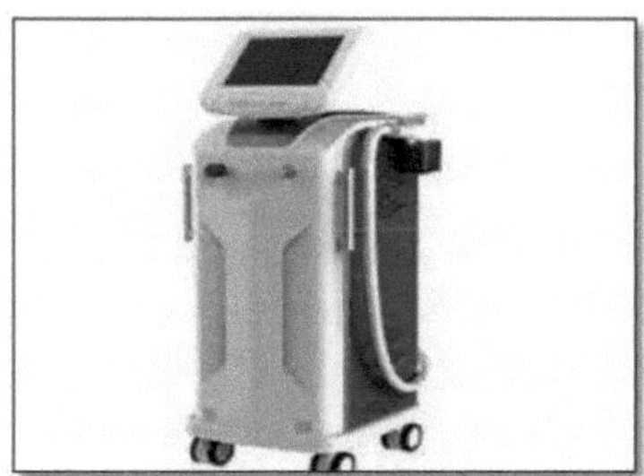

Figura 3: Laser de díodo -

Embora de baixa potência e devido ao seu comprimento de onda de emissão, inadequado para utilização em tecidos duros dentários, a disponibilidade de um laser específico para utilização oral ganhou popularidade entre os dentistas. Este laser foi vendido pela primeira vez no Reino Unido em 1990. Outros comprimentos de onda de laser, utilizando máquinas que já eram utilizadas em medicina e cirurgia e apenas ligeiramente modificadas, ficaram disponíveis para utilização dentária na década de 1990.

Sendo predominantemente de árgon, Nd:YAG, CO2 e díodos semicondutores, todos estes lasers não conseguiram dar resposta a uma necessidade crescente dos dentistas e dos pacientes de um laser que ablacionasse os tecidos duros dentários.

Em 1989, os trabalhos experimentais de Keller e Hibst, utilizando um laser YAG de érbio pulsado (2940 nm), demonstraram a sua eficácia no corte de esmalte, dentina e osso. Este laser ficou disponível comercialmente no Reino Unido em 1995 e, logo seguido por um laser semelhante Er,Cr:YSGG (Erbium Chromium:Yttrium Scandium Gallium Garnet) em 1997, constituiu um armamentário de laser que iria responder às necessidades cirúrgicas da medicina dentária clínica em clínica geral (Figura 4).

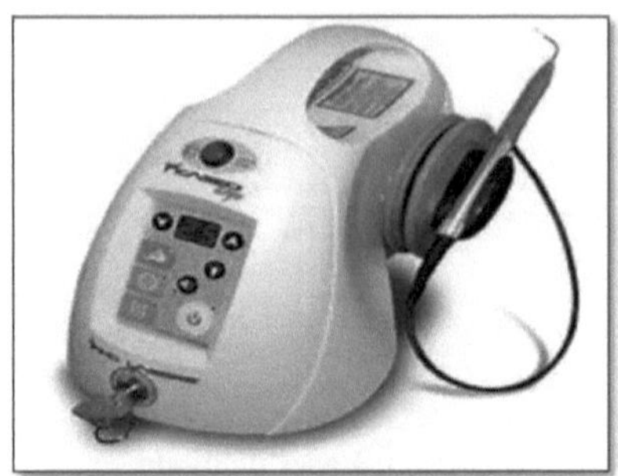

Figura 4: Máquina laser ER:YAG

Ao contrário de muitos campos da medicina e da cirurgia, em que o tratamento com laser representa uma única fonte de solução, na medicina dentária a utilização de um laser é considerada adjuvante na prestação de uma fase de gestão de tecidos conducente à realização de um procedimento completo em tecidos duros ou moles.

Para o profissional de medicina dentária em clínica geral, a execução do tratamento dentário pode ser comprometida pela vontade do paciente em aceitar um procedimento que está frequentemente associado a estímulos dolorosos.

A maioria dos doentes recua perante a ideia de uma broca de alta ou baixa velocidade e os que são expostos a uma cirurgia constatam que a hemorragia associada e os hematomas nos tecidos interferem com as funções normais da fala e da alimentação.

Por muito que se deseje explorar a possibilidade de interação entre o laser e os tecidos, grande parte do entusiasmo em torno da utilização do laser em medicina dentária tem-se centrado na possibilidade de encorajar a aceitação por parte dos doentes, evitando a dor e o desconforto pré e pós-operatórios.

No entanto, os lasers actuais oferecem uma oportunidade de realizar tratamentos em tecidos duros e moles que, pelo menos em linhas gerais, facilitam a experiência do doente.

[st]Os lasers introduziram enormes melhorias no mundo da medicina dentária no século XXI. A tecnologia baseada no laser é mais promissora no futuro próximo e, por isso, dá

ênfase a uma combinação de técnicas laser de diagnóstico e terapêuticas.

Princípios da radiação laser

Em 1917, através da visão de Albert Einstein, foi concebida pela primeira vez a possibilidade da emissão estimulada de radiação.[14] A teoria era que um fotão de energia electromagnética poderia estimular um átomo excitado com uma energia de transição correspondente, a emitir outro fotão com a mesma energia.

Esta hipótese foi concretizada numa experiência prática 10 anos mais tarde, mas o mundo teve de esperar até 1960 para que o primeiro laser (amplificação da luz por emissão estimulada de radiação) fosse construído.

Tratava-se de uma construção de rubi sintético rodeada por uma lanterna helicoidal, e a descarga deste instrumento anunciou o início da revolução do laser. Alguns dos lasers atualmente utilizados, incluindo os lasers de neodímio, de CO_2, de corante orgânico e de árgon, surgiram nos anos seguintes.

A sua disponibilidade abriu uma vasta gama de aplicações que foram desenvolvidas posteriormente. As comunicações, a defesa e a indústria musical beneficiaram de todas elas. A expansão dos lasers para a medicina começou no início dos anos 60 com a investigação sobre a pele e os olhos, devido à sua acessibilidade.

Foram descobertas outras aplicações médicas quando os lasers de árgon e de CO_2 foram introduzidos no início da década de 1970 e, desde então, tem havido uma infinidade de novos dispositivos que proporcionam novas formas de tratamento de doenças difíceis. Esta expansão do hardware disponível deu origem a uma maior compreensão das interações laser-tecido.

Seguem-se os princípios da radiação laser:

RADIAÇÃO ELECTROMAGNÉTICA

O espetro da radiação electromagnética (EMR) estende-se desde os comprimentos de onda curtos dos raios X e dos raios gama até aos comprimentos de onda longos das micro-ondas e das ondas de rádio. A maioria dos lasers situa-se nos comprimentos de onda visíveis, ou perto deles, entre 400 e 700 nm. Esta é a gama normalmente designada por luz, mas é conveniente e intuitivamente apelativo, quando se discutem outras partes do espetro EM, designá-las também por luz, apesar de serem invisíveis.

EMISSÃO ESPONTÂNEA E ESTIMULADA

Os electrões que rodeiam um átomo ou molécula podem existir em mais do que um nível de energia. Encontram-se normalmente no nível de energia mais baixo ou no estado de repouso, onde são estáveis. A energia pode ser absorvida ou perdida de uma molécula sob a forma de um quantum de EMR (ou luz), chamado fotão, com uma alteração correspondente no nível de energia do eletrão. Um eletrão no estado de repouso pode absorver um fotão de luz com o comprimento de onda correto, mudando para o estado excitado.

MONOCROMATICIDADE

A luz laser é diferente da luz emitida por uma lanterna ou pelo sol. A luz laser contém apenas uma cor ou uma banda estreita de comprimentos de onda, em comparação com a luz branca do sol, que consiste num amplo espetro de comprimentos de onda.

COERÊNCIA ESPACIAL

Os feixes laser são paralelos entre si. A divergência de um feixe laser pode ser medida em fracções de grau em comparação com uma lanterna, que diverge de forma bastante acentuada. Esta fraca tendência para divergir é designada por coerência especial ou colimação.

RADIOMETRIA

Os principiantes em laser são muitas vezes alienados pela terminologia técnica utilizada na discussão da potência e da energia. É necessário familiarizar-se com alguma linguagem fundamental para dominar as complexidades da luz laser e das interações com a pele.

Apenas quatro definições simples precisam de ser compreendidas: energia, potência, fluência e irradiância. A energia é o trabalho e mede-se em joules. A potência é o ritmo a que a energia é gasta e mede-se em watts (joules por segundo).

ÓPTICA DA PELE

Quando um feixe de laser incide sobre a pele, existem quatro interações possíveis: pode ser refletido, absorvido, disperso ou transmitido. A lei de Grothus-Draper afirma que um efeito tecidular só pode ocorrer se a luz for absorvida. Apenas 4% a 7% da luz é reflectida pela pele. Nem esta luz nem a luz transmitida têm um efeito tecidular. Os cromóforos na pele absorvem seletivamente comprimentos de onda específicos.

EFEITOS TÉRMICOS

A luz laser só pode impor um efeito nos tecidos quando é absorvida e convertida em energia, maioritariamente calor. O efeito biológico é determinado pela temperatura atingida. A lesão celular e a subsequente inflamação e reparação ocorrem após aumentos de apenas 5 a 10°C. As temperaturas inferiores a 100°C desnaturam as macromoléculas, por exemplo, quebrando as ligações de van der Waal: a maioria das proteínas é desnaturada acima de 60°C e o ADN acima de 70°C.

DEPENDÊNCIA DO TEMPO DO LASER

Os lasers podem ser divididos em duas categorias: onda contínua (CW) e pulsada. No modo CW, os lasers funcionam ininterruptamente e fornecem uma potência constante. Exemplos de lasers CW são os lasers de árgon e de corante CW utilizados para a coagulação vascular.

Um efeito semelhante resulta do laser de vapor de cobre devido a um conjunto de impulsos com uma frequência de 15 000 impulsos por segundo, tão rápida que a pele responde como se fosse um feixe de luz contínuo.

Como é gerado o laser

Um laser é criado quando os electrões dos átomos em materiais ópticos como o vidro, o cristal ou o gás absorvem a energia de uma corrente eléctrica ou de uma luz. Essa energia extra "excita" os electrões o suficiente para se deslocarem de uma órbita de menor energia para uma órbita de maior energia em torno do núcleo do átomo.

Luz comum

A luz "normal" refere-se à banda estreita de comprimentos de onda do espetro eletromagnético que é visível para a retina humana. Na natureza, a sua origem está no fluxo cósmico do espaço e uma fonte comum de luz comum produzida pelo homem é o filamento incandescente de uma lâmpada eléctrica.

A luz "branca" é a soma de todos os comprimentos de onda componentes do espetro visual. A forma de onda da luz normal é não-coerente, na medida em que existe uma sobreposição confusa de ondas sucessivas. A propagação dessas ondas resulta na dispersão da luz à distância e a multidirecção e interferência de ondas sucessivas dá origem a divergência e escurecimento à distância.

O comprimento de onda de qualquer feixe de luz é medido em metros, sendo os valores típicos expressos em nanómetros (10^{-9} metros).

A unidade de energia da luz é o fotão e a relação entre a energia e a frequência pode ser expressa da seguinte forma

$$E = h\nu$$

onde ν = frequência (número de oscilações da onda com o tempo) e h = constante de Planck.

Além disso, a relação entre a frequência e o comprimento de onda λ pode ser expressa como:

$$c = \nu \div \lambda$$

em que c é a velocidade da luz (uma constante).

Substituindo o comprimento de onda pela frequência:

$$E = (hc) \div \lambda$$

Natureza quântica da luz - absorção e emissão

A expressão da física quântica em termos de estrutura atómica foi definida por Bohr em 1992.[15] A energia luminosa incidente, absorvida por um átomo alvo, fará com que um eletrão se desloque para uma camada de energia mais elevada.

Este estado instável resultará na emissão de energia fotónica relativamente ao estado de energia estável do alvo, sendo o excesso de energia produzido sob a forma de calor. Este fenómeno é conhecido como emissão espontânea. Se um átomo já energizado for bombardeado com um segundo fotão, este resultará na emissão de dois fotões coerentes de comprimento de onda idêntico. Este fenómeno foi postulado por Einstein como emissão estimulada (Figura 5). 6[1]

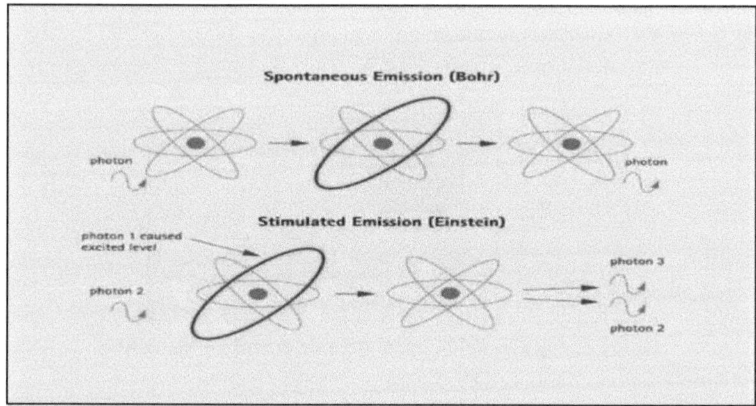

Figura 5: Emissão fotónica

1 MEIO ACTIVO

Um material, natural ou artificial, que, quando estimulado, emite luz laser. Este material pode ser um sólido, um líquido ou um gás.

O primeiro laser "dentário" utilizava um cristal de granada de ítrio e alumínio dopado com neodímio (Nd:YAG) como meio ativo. O "YAG" é um cristal complexo com a composição química $Y_3Al_5O_{12}$. Durante o crescimento do cristal, 1% de iões de neodímio (Nd^+) são dopados no cristal de YAG. Outros lasers importantes para a medicina dentária utilizam terras raras e outros iões metálicos numa rede cristalina de YAG "dopada", por exemplo, érbio (Er: YAG) e hólmio (Ho: YAG), juntamente com outra granada de ítrio-escândio dopada com érbio e crómio.

O meio ativo é posicionado dentro da cavidade do laser, um tubo polido internamente, com espelhos posicionados co-axialmente em cada extremidade e rodeado pela entrada de energia externa, ou mecanismo de bombagem. O "meio ativo", por exemplo, CO_2, Nd: YAG, define o tipo de laser e o comprimento de onda de emissão do laser (10 600 nm e 1 064 nm, respetivamente). Os átomos do meio ativo são absorvidos pelo processo de emissão de luz (Figura 6).

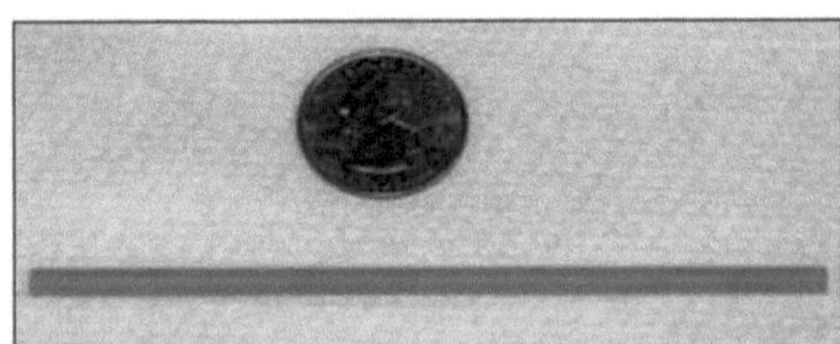

Figura 6: Uma haste do meio ativo de cristal de Nd: YAG

2 MECANISMO DE BOMBAGEM

Trata-se de uma fonte de energia primária criada pelo homem que excita o meio ativo. Trata-se normalmente de uma fonte de luz, uma lanterna ou um arco de luz, mas pode ser uma unidade de laser de díodos ou uma bobina electromagnética.

A energia desta fonte primária é absorvida pelo meio ativo, resultando na produção de luz laser. Este processo é muito ineficiente, com apenas cerca de 3-10% da energia incidente a resultar em luz laser, sendo o restante convertido em energia térmica.[17] A dinâmica da energia incidente com o tempo tem uma influência fundamental nas caraterísticas do modo de emissão de um determinado laser. Uma descarga eléctrica de alimentação contínua resultará numa alimentação contínua semelhante de emissão de luz laser.

3. RESSONADOR ÓPTICO

A luz laser produzida pelo meio ativo estimulado é rebatida para trás e para a frente através do eixo da cavidade laser, utilizando dois espelhos colocados em cada extremidade, amplificando assim a potência.[18]

A luz confinada num ressoador reflectirá várias vezes a partir do espelho e, devido à interferência, apenas determinados padrões e frequências de radiação serão mantidos pelo ressoador, sendo os outros suprimidos por interferência destrutiva. Em geral, os padrões de radiação que são reproduzidos em todas as viagens de ida e volta da luz através do ressoador são os mais estáveis e são os modos próprios, conhecidos como modos, do ressoador (Figura 7).

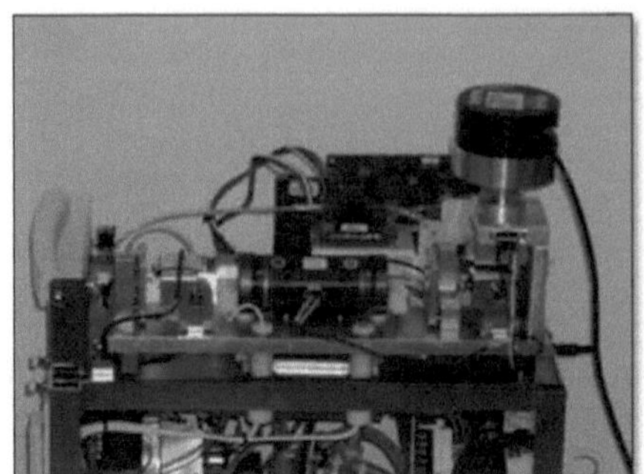

Figura 7: Uma máquina laser 'despida'

Os modos do ressoador podem ser divididos em dois tipos: modos longitudinais, que diferem em frequência entre si; e modos transversais, que podem diferir tanto em frequência como no padrão de intensidade da luz. O modo transversal básico ou fundamental de um ressoador é um feixe gaussiano.

4. SISTEMA DE ENTREGA

Dependendo do comprimento de onda emitido, o sistema de entrega pode ser uma fibra ótica de quartzo, uma guia de onda oca flexível, um braço articulado (com espelhos incorporados) ou uma peça de mão contendo a unidade laser (atualmente apenas para lasers de baixa potência). As primeiras tentativas de produzir sistemas de entrega baseavam-se na utilização de aparelhos com espelhos ou lentes fixos.

Rapidamente se tornou evidente que a utilização de um cabo de fibra ótica de quartzo de sílica fina maximizava a possibilidade de os lasers médicos e dentários atingirem o seu local alvo. No entanto, a adequação deste sistema de entrega está condicionada ao facto de o comprimento de onda de emissão ser pouco absorvido pela água (grupos hidroxilo), presente na fibra de quartzo.

Por conseguinte, os comprimentos de onda mais curtos, como o árgon, os díodos e o Nd: YAG, podem ser fornecidos através da fibra, ao passo que os comprimentos de onda mais longos (Er,Cr:YSGG, Er:YAG e dióxido de carbono) dão origem a graves perdas de potência através da fibra de quartzo, pelo que exigem sistemas de fornecimento alternativos.

Exemplos de tais alternativas são os braços articulados que incorporam espelhos e prismas internos e as guias de onda ocas, em que a luz é reflectida ao longo de tubos polidos internamente. Estão a ser desenvolvidos novos compostos de fibra sem água, por exemplo, fluoreto de zircónio, para ultrapassar este problema.

5. SISTEMA DE ARREFECIMENTO

A produção de calor é um subproduto da propagação da luz laser. Aumenta com a potência de saída do laser e, por conseguinte, com lasers de corte de tecidos pesados, o sistema de arrefecimento representa o componente mais volumoso. Os sistemas de arrefecimento coaxial podem ser assistidos por ar ou água.

6. PAINEL DE CONTROLO

Isto permite uma variação da potência de saída com o tempo, acima da definida pela frequência do mecanismo de bombagem. Outras instalações podem permitir a alteração do comprimento de onda (instrumentos multi-laser) e a impressão da energia laser fornecida durante a utilização clínica. A limitação da física envolvida restringiu a gama de emissões espectrais a uma banda relativamente estreita (aproximadamente 400-1.000 nm) na atualidade.

Nestes lasers, apenas são utilizados meios activos de materiais sólidos. Devido à natureza cristalina do meio ativo, por exemplo, GaAlAs, é possível polir seletivamente as extremidades do cristal em relação aos índices de refração internos para produzir superfícies total e parcialmente reflectoras, replicando assim os ressoadores ópticos de lasers maiores.

A descarga de corrente de uma pastilha de silício para a outra, através do meio ativo, liberta fotões do meio ativo.[19] Os "chips" de díodos individuais produzem uma energia relativamente baixa, pelo que os actuais lasers de díodos adequados para fins cirúrgicos utilizam bancos de chips de díodos individuais em paralelo para atingir a capacidade de potência desejada.[20]

Modos de emissão laser

Os modos laser são propriedades ondulatórias do feixe de luz que evoluem à medida que o feixe passa através do amplificador, entre os espelhos. Muitas vezes, um laser clínico é referido como "onda contínua" (CW), "gated pulsed" (GP) ou "free-running pulsed" (FRP). Embora isto possa parecer confuso, está relacionado com a taxa de emissão de luz laser ao longo do tempo. A vantagem inerente ao conceito de fluxo pulsado em relação ao fluxo contínuo médio é que, partindo do princípio de que o fornecimento médio de energia ao longo do tempo pode ser baixo, o pico de energia de cada "impulso" pode ser significativamente mais elevado.

Em Odontopediatria, esta situação verifica-se quando um laser Er: YAG é utilizado para cortar o esmalte; a potência média (taxa de energia em função do tempo) é baixa, mas os picos de potência são suficientemente elevados para deslocar os cristais de hidroxiapatite, através da vaporização instantânea e explosiva da água intersticial.[21] Os lasers comerciais para utilização cirúrgica dentária são normalmente anotados como "5 Watts", "10 Watts", etc. Isto diz respeito à potência média máxima de saída. O epíteto do modo de emissão, por exemplo, "CW", "FRP", alertará o médico para a potencial capacidade de potência de pico do laser.

Na prática, o modo de emissão de um determinado laser pode ser "inerente" ou "adquirido". Os modos de emissão inerentes estão relacionados com a natureza da fonte de excitação:

1. Pulsado de funcionamento livre, em que a emissão laser ocorre ao longo de uma largura de impulso de 100-200 microssegundos.
2. Onda contínua.

Os modos de emissão adquiridos são devidos a um efeito modificador (elétrico, mecânico, electro-ótico ou acústico-ótico) que actua sobre o fornecimento inerente:

1. CW cortado ou fechado, em que a emissão laser ocorre em décimos (0,1-0,5) de segundo.
2. Q-switched, modo bloqueado (não aplicável em lasers dentários).
3. Superpulsado, em que a emissão laser ocorre ao longo de 300-400 microssegundos.

No que diz respeito à aplicação clínica de qualquer laser em qualquer tecido oral alvo, é importante considerar a transferência potencial de energia do feixe de laser, convertida em energia térmica no alvo, de modo a que apenas seja alcançada uma transferência suficiente para efetuar a alteração tecidular designada. Para um laser de CO2 simples e de baixa potência, a potência média de saída de uma máquina CW é facilmente compreendida: quatro watts de saída CW = quatro watts de potência média. Com um laser FRP, por exemplo, Er: YAG, a saída é frequentemente expressa como energia por impulso e o operador pode determinar o número de impulsos.

Assim, a energia por impulso, por exemplo, 200 mJ, deve ser multiplicada pelo número de impulsos, por exemplo, 20 impulsos por segundo (0,2 J × 20) para obter uma potência média de quatro Watts (Joules por segundo). A principal vantagem de um modo de aplicação por impulsos é a capacidade de arrefecimento do tecido alvo entre impulsos sucessivos.

No entanto, quando se considera um laser FRP, a potência de pico por impulso pode ser considerável. Um valor de energia por impulso de 200 mJ (200 × 10-3 J) com uma duração de impulso de 100 μs (100 × 10-6 s) pode dar origem a uma potência de pico de 2 000 Watts para essa fração de tempo (J s). As forças electromagnéticas produzidas durante uma descarga de energia de potência de pico podem ser suficientes para criar uma bola de plasma com energia suficiente para destruir a estrutura molecular de um tecido alvo.[22]

A maioria dos lasers comerciais para utilização em medicina dentária clínica incorpora essas informações no visor do painel de controlo. O que é preocupante é que muitos lasers utilizados na prática dentária são derivados de máquinas concebidas principalmente para utilização cirúrgica geral e, como tal, possuem parâmetros de potência que podem ser considerados potencialmente prejudiciais para utilização num ambiente intra-oral.

Em resumo, o modo de emissão terá um efeito direto das seguintes formas:

1. A potência média (taxa de energia com o tempo) que está a ser fornecida ao alvo.
2. O valor de pico de potência da luz laser que está a ser emitida para o alvo (observado com modos FRP),
3. O efeito de relaxamento térmico (capacidade de arrefecimento) do alvo.

O potencial de relaxação térmica é maior na emissão FRP e menor na emissão CW. Isto tem uma grande influência na gestão dos tecidos durante a interação laser-tecido.

Interação do laser com tecidos biológicos

A interação dos tecidos com o laser é o processo de interação dos lasers com os tecidos orais. Reflecte, dispersa, absorve ou transmite para o tecido circundante. Quando um feixe de laser é produzido, é direcionado para o tecido para realizar uma tarefa específica. À medida que a energia atinge a interface biológica, ocorre uma de quatro interações: reflexão, transmissão, dispersão ou absorção.

Embora diversos em componentes estruturais, os tecidos moles orais são uma mistura de tecido colagénio endotelial com vasos sanguíneos e linfáticos, músculo, tecidos específicos da mucosa e das glândulas salivares, nervos e outras estruturas anatómicas. A eficiência de arrefecimento do tecido irradiado pela luz laser é largamente determinada pela condutividade térmica do próprio tecido (ou difusividade térmica) para dissipar (ou difundir) o calor para longe do tecido irradiado.

Todos os tecidos moles orais que acompanham os lábios, a cavidade bucal e a orofaringe estão rodeados por tecido epitelial denominado mucosa oral (com diferentes níveis de queratinização), a fim de proteger as estruturas contra a exposição regular ao desgaste físico (gengiva, palato duro e dorso da língua cobertos por epitélio queratinizado) ou outros locais onde a abrasão é um pouco menor (lábios, vestíbulo oral, língua ventral e pavimento da boca e palato mole). As biomoléculas sensíveis ao laser incluem a água dos tecidos, as proteínas, as moléculas cromóforas e o grupo prostético haem das espécies de hemoglobina do sangue.

Em Odontopediatria, as aplicações de laser podem envolver comprimentos de onda visíveis e de infravermelhos próximos (absorvidos por cromóforos, hemoglobina e outras proteínas), como o grupo diversificado de "díodos" (gama de comprimentos de onda de 405-1064 nm), lasers de infravermelhos médios (érbio, crómio:YSGG 2780 nm e érbio:YAG 2940 nm) e a gama de comprimentos de onda de infravermelhos distantes de CO_2 de 9300-10 600 nm, que podem ter como alvo a água dos tecidos. A diferença entre os sequestradores de luz do laser alvo em função do comprimento de onda afectará tanto o grau de penetração nos tecidos como o efeito de ablação essencial; a água, sendo um constituinte de toda a matéria viva, dará origem a uma interação em forma de "V" mediada pela superfície com comprimentos de onda mais longos, ao passo que as interações entre cromóforos e proteínas, que são predominantes com comprimentos de onda mais curtos, resultarão numa área de ablação mais ampla, em forma de cratera (Figura 8).

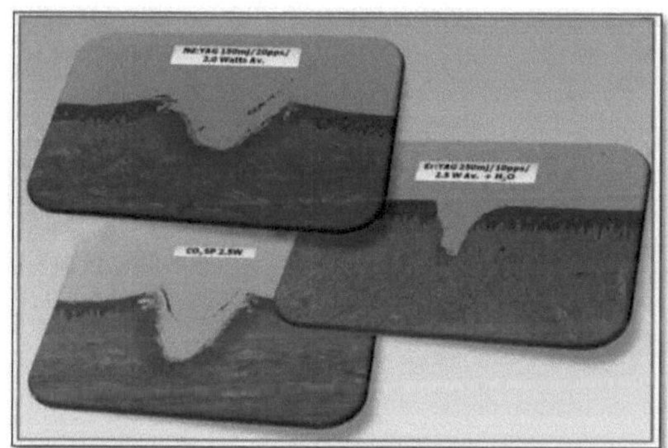

Figura 8: Micrografias de luz comparativas da interação do laser com o tecido mole oral porcino

O fornecimento de energia (modo de emissão) dos primeiros lasers dentários era de onda contínua ou, no caso do Nd:YAG 1064 nm, micro-pulsado. A desvantagem da emissão de onda contínua era a ausência de relaxamento térmico, que é necessário para evitar a acumulação gradual e prejudicial de energia térmica nos tecidos que rodeiam o local alvo. A tecnologia atual permitiu o desenvolvimento de um fornecimento cortado ou "gated" de uma onda contínua inerente, permitindo explosões de energia de milissegundos (ms) e alguns microssegundos (μs).

Este facto ajudou a aperfeiçoar o fornecimento de potência "média" global. Independentemente do modo de emissão, a cirurgia dos tecidos moles orais envolve a gengiva, a mucosa oral e o tecido das glândulas mucosas associadas, o tecido frénico e outras patologias benignas dos tecidos moles.

Existe uma oportunidade adequada para efetuar uma cirurgia laser previsível com gamas de potência média de 0,8-2,0 W. De facto, a utilização de valores de potência média consideravelmente mais elevados para ablação ou incisão de tecidos pode resultar em danos colaterais nos tecidos. Uma possível exceção pode ser a utilização de irradiação sem contacto de hemangiomas venosos superficiais, em que podem ser utilizados níveis de potência média superiores (> 5 W).[23]

Os benefícios da cirurgia de tecidos moles mediada por laser são alegadamente a hemostase e a esterilidade incisional, com a redução da necessidade de suturas. Os valores de potência seriam suficientes para selar vasos sanguíneos e linfáticos com um diâmetro inferior a 0,5 mm e, dentro destas limitações, a hemostase incisional oferece uma vantagem quase omnipresente da utilização de laser visível e de infravermelhos próximos. Além disso, a utilização da família do laser de érbio e dos comprimentos de onda do laser de dióxido de carbono sem pulverização coaxial de água pode induzir um aumento térmico significativo no local da cirurgia, suficiente para selar também pequenos vasos, evitando assim pensos ou suturas.[24]

A esterilidade rigorosa do local da cirurgia é um requisito ideal, mas a contaminação pela flora oral normal pode ser considerada inevitável. A temperatura incisional excederá os 100 °C e aproximar-se-á mesmo dos 150-200 °C, pelo que proporcionaria um nível prévio de esterilidade.

Uma representação melhorada seria uma "redução significativa de agentes patogénicos" com vantagens consideráveis. No entanto, é a formação de uma matriz desnaturada de plasma e colagénio, denominada "coágulo", que proporciona a vedação inicial da ferida e amolece gradualmente através da absorção de saliva ao longo de um período de 72-96 horas.

Período antes de se descolar, deixando um crescimento celular endotelial e epitelial precoce para iniciar a cicatrização. Para além disso, uma caraterística frequentemente observada nas incisões de tecidos moles mediadas por laser é a ausência de cicatrizes, embora a cicatrização se processe sempre por segunda intenção, tendo em conta a perda de volume de tecido durante a cirurgia e a não aposição de bordos de corte que normalmente ocorreria com suturas.[25,26]

CURA "SEM INTERCORRÊNCIAS" - FOTOBIOMODULAÇÃO:

A terapia laser de baixa intensidade (LLLT), terapia laser a frio ou fotobiomodulação (PBM) é uma forma de medicina que aplica lasers de baixa intensidade (baixa potência) ou díodos emissores de luz (LED) à superfície do corpo. Enquanto os lasers de alta potência são utilizados na medicina laser para cortar ou destruir tecidos, afirma-se que a aplicação de lasers de baixa potência alivia a dor ou estimula e melhora a função celular.

O fenómeno da fotobiomodulação (PBM) é importante tanto para a cicatrização de tecidos pós-cirúrgicos como para a aplicação subablativa de energia fotónica laser. A fotobiologia é o estudo científico das interações entre a luz (radiação não ionizante) e os organismos vivos. Exemplos de processos fotobiológicos em células vivas incluem a fotossíntese, a bioluminescência e, indiretamente, os ritmos circadianos.[27]

A terapia PBM (PBMT) através da aplicação de energia fotónica em comprimentos de onda específicos funciona com base no princípio da indução de uma resposta biológica através da transferência de energia. Essa energia fotónica não ablativa aplicada nos tecidos modula os processos biológicos no interior desse tecido e no sistema biológico de que esse tecido é parte integrante.

É uma fonte de algum debate. No entanto, o que está em causa é o aumento térmico em células ou tecidos irradiados, tendo em conta que, devido à absorção, a energia fotónica irá conferir uma maior atividade molecular ao alvo. No entanto, dentro de uma dose incidente correta, a PBM não tem efeitos térmicos apreciáveis nos tecidos irradiados.[28]

A nível celular, sugeriu-se que a aplicação de PBM e de biomoléculas de absorção e, quando relevante, de cromóforos como a citocromo c oxidase, promove modificações na atividade mitocondrial essencialmente através de uma mudança no metabolismo celular para um ciclo glicolítico aeróbico e um aumento no fabrico e na libertação extracelular de NO.

O aumento da atividade celular resultante de uma otimização da produção de ATP e a libertação associada de ROS podem promover uma combinação de efeitos, incluindo a ativação de factores de transcrição que afectam a síntese de ARN e ADN, um processo que tem um impacto positivo na reparação e cicatrização celular. Os efeitos indirectos, incluindo a libertação de óxido de azoto através da atividade da cadeia de transporte de electrões, conduzirão a uma maior dilatação local dos vasos e a uma maior disponibilidade de oxigénio e permeabilidade celular. Em geral, observa-se um aumento da mitose e uma alteração da autofagia celular.[29]

Os efeitos extracelulares do PBM, dependentes dos tecidos, podem incluir a ativação selectiva de vias de citocinas anti-inflamatórias, resultando na melhoria da resolução da inflamação aguda e crónica e na otimização da consequente produção de produtos regenerativos, como o colagénio e o osso, melhorias na drenagem linfática e um aumento da disponibilidade de O_2 para os tecidos, consequente vasodilatação e capacidade de induzir analgesia. 4[30,31,32,33,3]

As patologias não cirúrgicas que podem responder à terapia com PBM incluem a DTM, a nevralgia do trigémeo, a mucosite oral, a síndrome da dor miofacial, as lesões herpéticas e a nevralgia pós-herpética, bem como a gestão da dor pós-cirúrgica e a dor associada a várias disestesias dentárias de baixo grau e a dor sentida durante tratamentos ortodônticos activos.[35,36,37,38,39,40]

Embora a dose prescrita para muitas destas condições, em termos de fluência ou densidade de energia, se situe entre 2-10 Joules/cm^2, com um aumento adequado da "dose cutânea" aplicada para ter em conta a dispersão de fotões nos tecidos profundos ao tratar estruturas e condições sub-superficiais. A PBM é frequentemente citada como o "assistente oculto" durante a cirurgia de tecidos moles com laser, tendo em conta a dispersão de fotões e as reduções da densidade de energia, e o consequente arrefecimento dos tecidos a distâncias cada vez maiores do local da cirurgia produzirá efeitos PBM sub-ablativos.[41] Este é considerado um aspeto significativo da ausência de complicações após a cirurgia de tecidos moles com laser na cavidade oral.

As investigações sobre os efeitos positivos do PBM foram sugeridas para suprimir as respostas inflamatórias, induzir mecanismos analgésicos e promover a cicatrização, o que demonstra o controlo hemostático, a ausência de resposta inflamatória e a cicatrização sem intercorrências na cirurgia de tecidos moles orais menores mediada por laser (figura 16).[42,43,44]

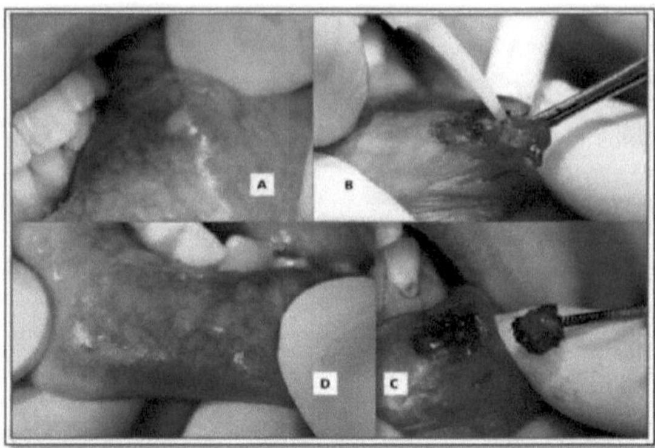

Figura 9: Cirurgia dos tecidos moles. A (Vista Pré-Operatória, B (Remoção da Mucocele), C (Vista Pós-Operatória Imediata), D (Vista Pós-Operatória 1 Mês)

DIAGNÓSTICO MEDIADO POR LASER:

Várias estruturas biológicas podem apresentar uma forte fluorescência, em que um fotão incidente de comprimento de onda conhecido é absorvido pelo tecido alvo, perdendo depois uma pequena quantidade de energia e sendo reemitido num comprimento de onda mais longo, que pode efetivamente ser detetável, quer visualmente quer através de aparelhos adequados.[45]

Alguns desses fluoróforos encontram-se tanto nos tecidos moles como nos tecidos duros, no sangue e nos produtos sanguíneos, e na placa bacteriana e no cálculo. A aplicação de comprimentos de onda incidentes adequados pode permitir ao médico determinar não só a presença, mas também a relevância de componentes moleculares saudáveis, não saudáveis ou indesejáveis.

Isto pode ajudar no diagnóstico de cáries dentárias, cálculo dentário e placa bacteriana periopática, estado de saúde dos tecidos moles e alterações displásicas ou neoplásicas; além disso, pode dar origem a reemissões falsas negativas em material de restauração composto ou, em alternativa, constituir a base da terapia fotodinâmica antimicrobiana mediada por fotossensibilizadores.

Outros exemplos de alterações na frequência da luz, dispersão e fenómenos de transmissão podem ser observados em técnicas de diagnóstico como a fluxometria doppler, a espetroscopia de reflexão difusa, a tomografia de coerência ótica e a espetroscopia Raman. Em geral, estas técnicas adjuvantes baseiam-se no parâmetro de desempenho da luz incidente versus reemissão, aplicado em relação a dados conhecidos de controlo de fundo de tecidos humanos saudáveis.[46,47,48,49]

INTERACÇÕES LASER-TECIDO DE TECIDOS DUROS DENTÁRIOS E ORAIS:

O mineral hidroxiapatite é comum à dentina e ao osso, enquanto o esmalte é composto por hidroxiapatite carbonatada. Ambas as formas do mineral são estruturas cristalinas com ligações iónicas fortes e resistentes dentro da molécula.

O esmalte e a dentina dos tecidos duros dentários são tecidos compostos de quantidades variáveis de minerais, proteínas e água. A dentina, de composição semelhante à do osso, tem 45-47% de minerais, 20-22% de água e 33% de proteínas, ao passo que o esmalte tem um teor muito mais elevado de minerais (85%), 12% de água e 3% de proteínas (encontradas maioritariamente como material de limite interprismático).[50]

A água, quer como meio intersticial, quer como fonte de iões de hidrogénio ácidos (H^+) e iões de hidróxido alcalinos (OH^-), é facilmente suscetível de vaporização quando se aplicam comprimentos de onda radiantes da família do érbio, e a alteração volumétrica substancial da vaporização cria uma alteração de pressão e temperatura que é suficiente para deslocar a estrutura cristalina e causar uma ablação micro-explosiva no ponto de aplicação, um processo conhecido como fragmentação.

O comprimento de onda de 9300 nm do CO_2, apesar de ser inerentemente uma emissão CW, tem uma emissão microgated adaptada; por conseguinte, existe alguma absorção no componente água, mas também alguma orientação para os aniões fosfato e hidrogenofosfato da molécula mineral de origem.

A gestão cirúrgica dos tecidos dentários e ósseos requer precisão e contenção térmica para evitar danos colaterais indesejados.

De facto, a utilização de uma potência fotónica incidente e de um comprimento de onda laser apropriados, com arrefecimento da água e relaxamento térmico adjuntos, permitirá a remoção previsível e selectiva das caraterísticas dos tecidos doentes (Figura 10).

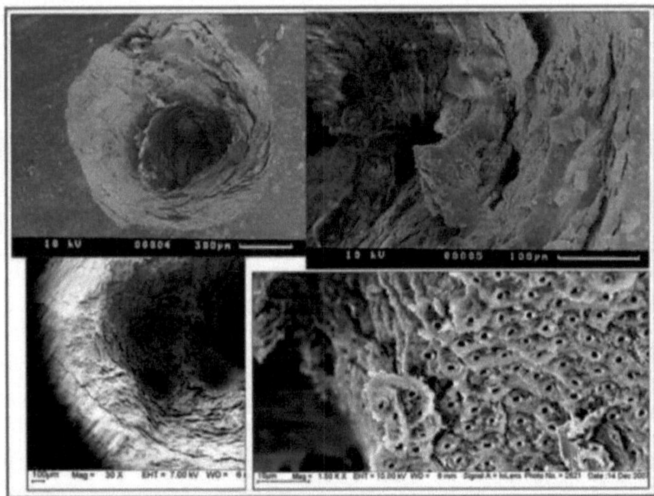

Figura 10: Micrografias do microscópio eletrónico de varrimento (SEM) da ablação de esmalte e dentina mediada por laser

Além disso, foram efectuadas investigações consideráveis para abordar e verificar a alegação (frequentemente anedótica) de uma preparação de cavidades dentárias "indolor" mediada por laser.

Utilizando a pontuação visual analógica e ensaios clínicos aleatórios, uma quantificação dos resultados ajudou a definir a perspetiva de uma preparação cavitária sem anestesia (Figura 11).[51]

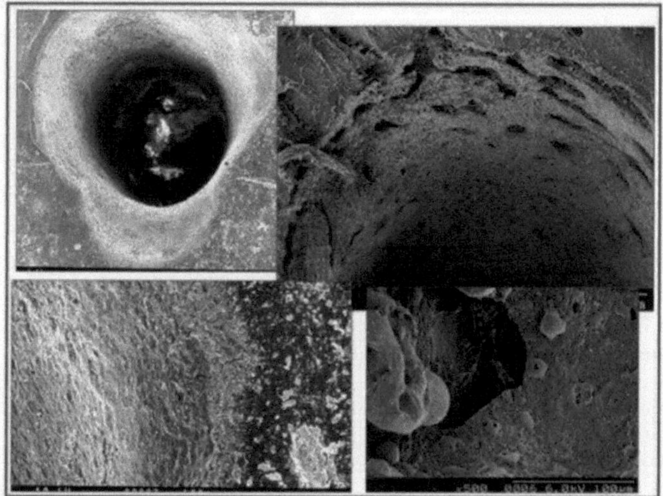

Figura 11: Micrografia SEM da ablação de osso mediada por laser

Tanto os lasers de érbio como os de CO_2 exigem uma pulverização coaxial de água durante a utilização, de modo a dispersar os produtos da ablação e a proporcionar um arrefecimento adicional do tecido duro alvo.

PARÂMETROS DE FUNCIONAMENTO DAS INTERACÇÕES LASER-SUJEITO:

De interesse prático para o clínico na utilização da energia fotónica laser, os seguintes factores afectarão, cada um e em conjunto, a absorção da luz laser por um tecido-alvo escolhido.[52]

- Modo de emissão laser
- Composição dos tecidos
- Espessura do tecido

- Humidade superficial provocada por água ou saliva
- Ângulo de incidência do feixe laser
- Tempo de exposição.
- Modos de contacto e de não contacto utilizados entre a ponta de aplicação do laser. A consequência de tal apreciação é permitir a utilização da terapia laser escolhida e evitar a desvantagem de aumentos térmicos excessivos e possivelmente prejudiciais. Quer a utilização pretendida de um laser seja o diagnóstico, a PBM sub-ablativa ou a manipulação supra-ablativa de tecidos-alvo.

São necessários três elementos essenciais para uma análise cuidadosa:

(1) O comprimento de onda correto ou adequado do laser.

(2) A densidade de potência de fornecimento de luz correta ou adequada.

(3) O processo de relaxamento térmico adequado.

No entanto, os parâmetros selecionados representam os pilares da competência por parte dos médicos. A não observância destes protocolos pode resultar em elevações térmicas colaterais indesejadas e prejudiciais, mas também numa alteração das propriedades ópticas do tecido alvo que pode, de facto, alterar a interação ideal desejada entre o laser e o tecido.

Continua a ser manifestada preocupação com a falta de parâmetros de funcionamento do laser completos e abrangentes na literatura publicada, para que o médico possa utilizar a terapia laser de forma a otimizar o resultado pretendido.[53] Para um diâmetro fixo do feixe de laser (ou tamanho do ponto), o volume de tecido exposto ao feixe de laser é proporcional à profundidade de penetração ótica (ou seja, absorção ou atenuação no infravermelho próximo, conforme definido acima).

Quanto mais curta for a profundidade de penetração, menor é a energia necessária para ablacionar o tecido. Quanto maior for a profundidade de penetração ótica, maior será o volume de tecido irradiado. Por conseguinte, é necessária mais energia para ablacionar o tecido dentro do volume de tecido irradiado. Quando o tecido é irradiado pela luz laser, uma pequena fração da luz é reflectida, mas a maior parte da luz laser penetra no tecido, onde é absorvida ou dispersa pelas moléculas. Como se pode ver nas figuras anteriores, a água tem duas regiões de forte absorção, uma no UV e outra na região do IV.

No caso dos anéis aromáticos das proteínas e dos ácidos nucléicos, o pico de absorção situa-se na região UV entre 260 e 280 nm. Assim, na região UV, a luz laser é fortemente absorvida pela água e pelas proteínas do tecido, o que resulta numa fraca penetração da luz no tecido. O mesmo acontece na região do infravermelho a partir de cerca de 1,3 microns. O sangue absorve a luz numa vasta região de comprimento de onda até à luz vermelha (630 nm) e, acima de 600 nm, a absorção do sangue é fraca. A melanina absorve a luz numa região que vai do UV ao infravermelho próximo.

Compreender os fundamentos da luz laser, as propriedades ópticas do tecido biológico e a interação luz-tecido é essencial para todos os profissionais de saúde que pretendam trabalhar com lasers. A complexidade das propriedades ópticas da luz e dos tecidos biológicos e o seu comportamento interativo fazem da biofotónica uma ciência desafiante.

No entanto, é necessário um conhecimento mínimo quando se utiliza esta biotecnologia. As propriedades ópticas específicas do tecido que irá receber a luz específica ditarão quais os parâmetros laser e os protocolos de tratamento mais adequados para a interação, de modo a produzir o melhor resultado e da forma mais segura.

Aplicações do laser em Odontopediatria

As aplicações clínicas dos lasers em medicina dentária incluem a cirurgia de tecidos moles e duros, o planeamento radicular (eliminação do cálculo das superfícies radiculares), a preparação de cavidades no esmalte e na dentina, a deteção de cáries dentárias, a limpeza do sistema de canais radiculares, o condicionamento, a prevenção de cáries através da alteração da estrutura cristalina do esmalte, o branqueamento dentário, a terapia periodontal e o tratamento da peri-implantite (Figura 12).[54]

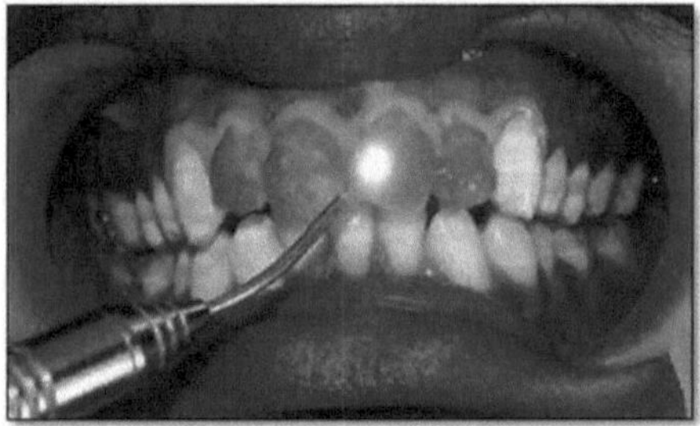

Figura 12: Laser de CO2 utilizado para o procedimento de branqueamento dentário

Os lasers mais utilizados em medicina dentária incluem o holmium yttrium aluminum garnet (HO:YAG), o yttrium aluminum garnet dopado com neodímio (Nd:YAG), o laser de dióxido de carbono (CO_2), o yttrium aluminum garnet dopado com érbio (Er:YAG), perovskite de alumínio e ítrio dopada com neodímio (Nd:YAP), arsenieto de gálio (GaA) (díodo), erbium, granada de gálio e escândio de ítrio dopada com crómio (Er,Cr:YSGG) e lasers de árgon.

APLICAÇÕES DO LASER EM ODONTOPEDIATRIA:

É importante motivar as crianças para as consultas dentárias, a fim de prevenir doenças orais e dentárias. Assim, para além dos princípios dentários, a Pedodontia deve aprender as novas tecnologias.[55] A tecnologia laser oferece uma oportunidade para um diagnóstico e tratamento mais eficientes das doenças orais e dentárias dos tecidos moles e duros em crianças.

A terapia com laser é bem aceite pelas crianças e pelos pais devido ao seu carácter minimamente invasivo.[56] As crianças são mais cooperantes durante os tratamentos restauradores, pulpares e cirúrgicos com laser, o que promove significativamente a qualidade dos cuidados e melhora o processo de tratamento.

O laser parece estar a tornar-se em breve o padrão de ouro em Odontopediatria.[57] Os lasers são a ferramenta mais eficaz na gestão do comportamento das crianças nas clínicas dentárias. Os diferentes tipos de lasers e as suas aplicações em Odontopediatria são os seguintes

A. APLICAÇÕES DO LASER EM TECIDOS DUROS NA ODONTOPEDIATRIA:

1. Deteção de cáries:

A deteção exacta de cáries ajuda os clínicos a restaurar adequadamente o dente em menos tempo e com menos custos. A fluorescência laser (LF) pode melhorar a precisão e a velocidade da deteção clínica de cáries.[58,59]

A LF com um comprimento de onda de 655 nm (sem ablativo com luz vermelha) pode ser utilizada como adjuvante na revelação de cáries oclusais em dentes decíduos e permanentes e, devido à sua elevada fiabilidade, previsibilidade e reprodutibilidade, diminui os erros de diagnóstico.[60]

O DIAGNOdent é um produto comercial que utiliza a tecnologia LF. Um estudo in vitro demonstrou a sua eficácia superior na revelação de cáries de dentina oclusal em dentes decíduos, em comparação com a inspeção visual, a sondagem e a radiografia (Figura 13).[61]

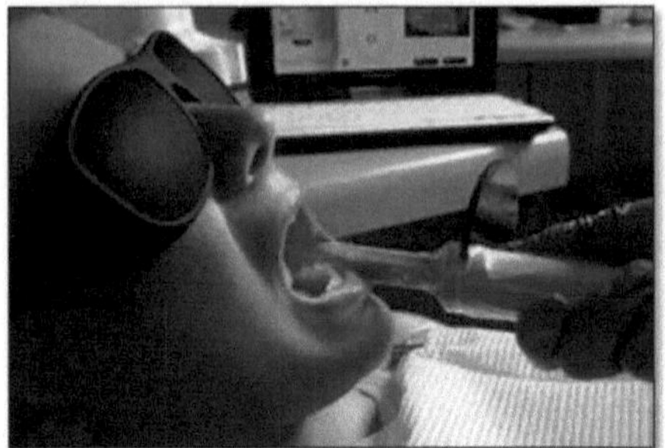

Figura 13: Deteção de cáries por laser

A precisão igual ou superior da LF e da radiografia bitewing na deteção de cáries e cavitação de dentes decíduos em áreas proximais.[62,63] No entanto, o seu desempenho eficaz depende da profundidade da lesão cariosa. Pode detetar com maior precisão a dentina do que a cárie do esmalte e não tem grande eficácia na deteção da cárie inicial do esmalte e da desmineralização do dente.[64]

O laser de árgon com um comprimento de onda de 488 nm (cor azul-verde) é outro laser de diagnóstico que permite a deteção de cáries, especialmente nas superfícies interproximais e oclusais, com a ajuda da propriedade de fluorescência.

É também conhecida como fluorescência quantitativa induzida por luz (QLF).[65] É mais eficiente na deteção quantitativa da desmineralização em dentes decíduos do que em dentes permanentes.[66] A utilização da QLF permite a fácil deteção de cáries por baixo dos selantes de fossas e fissuras durante os exames de rotina e periódicos.[67]

2. Traumatologia e testes de vitalidade:

Os traumatismos dentários podem ter consequências adversas a curto e a longo prazo e podem comprometer a vitalidade da polpa. A dopplerfluxometria laser (LDF) indica o fluxo sanguíneo pulpar (PBF) e pode ser utilizada para avaliar a vitalidade da polpa. Este método é preciso, não invasivo, reprodutível, fiável e indolor e é bem tolerado pelas crianças. Parece que o LDF também pode ser útil para monitorizar a revascularização e os dentes móveis.[87]

Outras aplicações do laser para dentes traumatizados incluem a preparação do bordo quebrado de dentes feridos antes da restauração, coagulação da polpa exposta, pulpotomia e pulpectomia (com laser de érbio) após o trauma, se necessário.

Além disso, os lasers Er:YAG e Er,Cr:YSGG podem ser utilizados para a fusão e selagem de túbulos dentinários em caso de dentes fracturados ou túbulos dentinários abertos. Deste modo, a permeabilidade dos túbulos e a consequente hipersensibilidade dentária diminuem. O trauma dos tecidos moles, as feridas faciais e o inchaço também podem ser aliviados pela aplicação de laser/LED na área. Este método também pode ser utilizado em áreas gravemente traumatizadas para diminuir o desconforto pós-traumático (Figura 14).

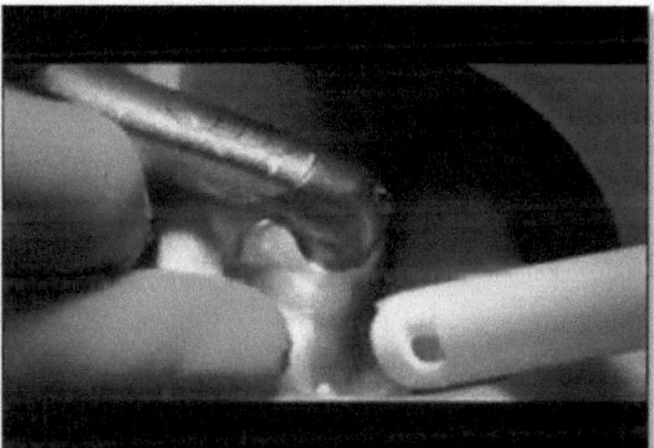

Figura 14: Pulpectomia com laser Nd: YAG

3. Prevenção de cáries:

A resistência da superfície dentária à penetração de agentes cariogénicos desempenha um papel importante na prevenção da cárie. Os lasers de érbio e CO_2 podem ser utilizados com sucesso para aumentar a resistência de um dente permanente recém-erupcionado em crianças e adolescentes à erosão ácida. O laser de CO_2 nos comprimentos de onda de 9600, 9300 e 10 600 nm, o laser de érbio nos comprimentos de onda de 2780 e 2940 nm e o laser de árgon podem conferir resistência às superfícies de esmalte contra a cárie (Figura 15).[68,69]

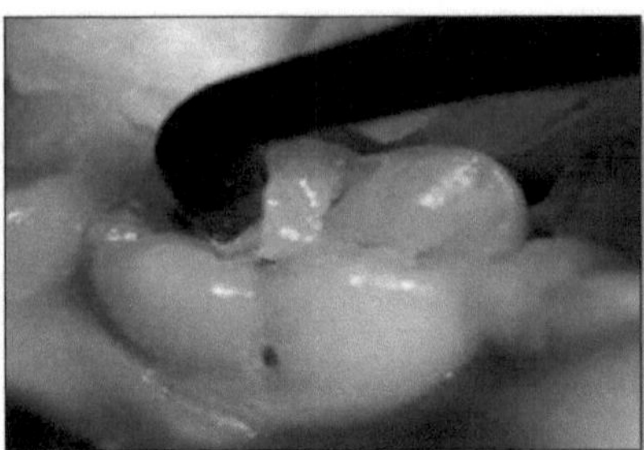

Figura 15: Prevenção de cáries com laser de CO2

aumento adicional da resistência dentária através da aplicação simultânea de laser e terapia com flúor. Por exemplo, o laser de árgon em conjunto com o fluoreto de fosfato ácido (APF) provoca uma diminuição de 50% na profundidade da cárie em comparação com a utilização do laser isoladamente.[70]

4. Restaurações, selantes de fossas e fissuras

O laser também pode ser utilizado para a preparação da superfície dentária antes da aplicação de selantes de fossas e fissuras. O laser também pode ser aplicado para condicionamento, limpeza e desinfeção de fossas e fissuras.[71]

Por exemplo, depois de assegurar a presença de cáries em fossas e fissuras com base nos valores de LF obtidos (entre 11-20 e 21-30), o laser de érbio pode ser utilizado para fissurotomia e eliminação de cáries. Os valores de LF entre 0-10 indicam dentes sãos; nesta condição, apenas o macro-desbaste é efectuado pelo erbium laser em comprimentos de onda mais baixos. A aplicação do laser isoladamente, sem condicionamento ácido para a preparação das fossas e fissuras do esmalte, resulta numa taxa subsequentemente elevada de microinfiltração.[72] Assim, a aplicação do laser não elimina a necessidade do condicionamento ácido do esmalte.[73]

Por outro lado, a aplicação do laser em conjunto com o condicionamento ácido resultou em microinfiltração em 80% dos espécimes devido à formação de fissuras no esmalte e detritos na interface selante-esmalte. Recomendaram a utilização de laser de árgon para a cura do material selante na interface esmalte-selante para possivelmente aumentar a resistência do esmalte aos ácidos.

No entanto, não há diferença na quantidade de microinfiltração no condicionamento ácido com e sem laser para a preparação de poços e fissuras.[74] A preparação da superfície com laser Er, Cr: YSGG antes da aplicação do selante de fissuras demonstrou não ter qualquer efeito no aumento da resistência à microinfiltração em dentes decíduos.[75]

5. Endodontia

A tecnologia laser pode ser utilizada para pulpotomia, pulpectomia e coagulação da polpa como alternativa ao formocresol, que é utilizado para pulpotomia de dentes decíduos e tem propriedades cancerígenas e mutagénicas.[76] Resultados clínicos superiores na pulpotomia de dentes decíduos com laser de CO_2 em comparação com o formocresol e demonstraram que a inflamação pulpar diminuiu após a terapia laser e teve uma correlação inversa com a quantidade de energia recebida.[77]

Foi também demonstrada a utilização eficaz da tecnologia laser na limpeza e modelação do sistema de canais radiculares. Por exemplo, o laser Er,Cr:YSGG tem uma eficácia de limpeza e modelação semelhante à dos instrumentos rotativos e superior à dos instrumentos manuais. Além disso, este laser actua mais rapidamente do que as duas técnicas acima mencionadas.[78] A aplicação dos lasers Er:YAG, Er,Cr:YSGG e CO_2 para a coagulação da polpa também mostrou resultados mais favoráveis após 2 anos em comparação com o hidróxido de cálcio.[79] A terapia pulpar vital e a hemostase pulpar após pulpotomia com a ajuda do laser de CO_2 tiveram 98,1% de sucesso clínico e 91,8% de sucesso radiográfico.

No entanto, outros lasers, como o laser Nd: YAG para pulpotomia de dentes decíduos, registaram 71,42% de sucesso clínico e 85,71% de sucesso radiográfico durante 12 meses, e parecem não ter êxito em comparação com o formocresol, com uma taxa de sucesso clínico e radiográfico de 90,47% durante o mesmo período de tempo.[80]

B. APLICAÇÕES EM TECIDOS MOLES:

O laser proporciona uma oportunidade para o tratamento seguro da doença periodontal em crianças sem causar reacções alérgicas ou resistência bacteriana. Todos os comprimentos de onda do laser permitem a gengivectomia, a gengivoplastia e a operculectomia sem necessidade de anestesia local e sem hemorragia.[81] A melhoria da erupção dentária, a eliminação de lesões gengivais anormais devidas a movimentos dentários incorrectos, o tratamento da hiperplasia gengival induzida por medicamentos, a ressecção de fibromas, lesões aftosas, herpes labial, mucocele e granuloma piogénico, bem como os procedimentos estéticos, são outras das aplicações dos lasers.[82]

O laser Er: YAG pode ser utilizado para a frenectomia em bebés com frénulo maxilar apertado ou para a frenectomia superior e inferior em bebés com anquiloglossia grave.[8] 3

O laser de CO_2 pode ser utilizado para a ressecção cirúrgica de tumores vasculares na cavidade oral e para o aumento da gengiva devido à utilização de ciclosporina.

Este laser tem as vantagens de desinfeção e coagulação em comparação com o bisturi cirúrgico.[84,85] A cirurgia micro-gengival com laser pode ser efectuada para o tratamento de lesões traumáticas em dentes não irrompidos. O laser de érbio permite a remoção de uma parte da gengiva que cobre uma lesão cariosa cervical. A terapia laser de baixa intensidade (LLLT) acelera a movimentação ortodôntica dos dentes.[86]

O díodo emissor de laser (LED) também pode ser utilizado para encurtar o curso da doença e melhorar a cicatrização de crianças que sofrem de lesões herpéticas e estomatite herpética primária.[87]

1. Preservação da vitalidade da polpa:

A irradiação laser pode ser utilizada para preservar a vitalidade da polpa. Diferentes comprimentos de onda com potência de 0,5-1 W, feixe não concentrado, baixa frequência e modo pulsado sem água e por períodos inferiores a 10 segundos (para não causar coagulação) e com intervalos de 30 segundos (para evitar o sobreaquecimento da polpa) podem ser úteis para este fim.

A utilização de uma sonda de 808 nm à volta da área radicular de incisivos centrais e laterais traumatizados em crianças é considerada uma modalidade de tratamento bem sucedida para prevenir a necrose pulpar. Frenectomia. A junção anormal do frénulo na maxila resulta em diastema entre os dentes, higiene deficiente, retração gengival e trauma repetitivo durante a escovagem dos dentes. O melhor laser para o tratamento desta condição é o laser de Erbium, que é utilizado em simultâneo com um jato de água (Figura 16).

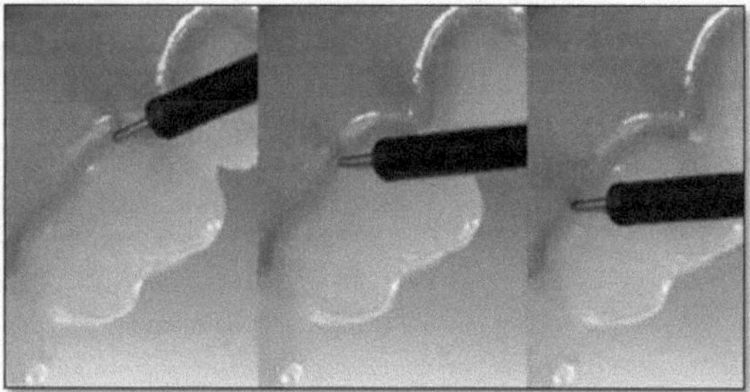

Figura 16: Lasers utilizados para o teste de vitalidade da polpa

Esta intervenção é efectuada sem necessidade de suturas, formação de tecido cicatricial e qualquer problema de cicatrização. Normalmente são utilizadas frequências entre 30-45Hz e energia entre 3555mJ.

O laser de díodo com uma potência de 1W em modo contínuo também pode ser utilizado, mas é essencial prestar atenção ao facto de que, com este método, a possibilidade de danos nos tecidos circundantes, a dor e o desconforto após a cirurgia são maiores do que com a aplicação do laser de érbio.

Por outro lado, com a utilização do laser, a limitação da quantidade de hemorragia durante a cirurgia ajuda a proporcionar uma melhor visão de campo ao cirurgião. Para além disso, o conforto do doente após a cirurgia é, sem dúvida, uma das maiores vantagens para os doentes.

2. Anquiloglossia:

A anquiloglossia é um achado frequente em recém-nascidos, que pode causar problemas significativos em termos de amamentação, nutrição e fala se a adesão for grave. Para o tratamento desta condição, são utilizados lasers cirúrgicos sem necessidade de anestesia ou sedativos. A anquiloglossia causa muitas consequências se não for tratada. É importante proteger os olhos do bebé e do dentista com óculos de laser e prestar atenção às glândulas sublinguais (Figura 17).

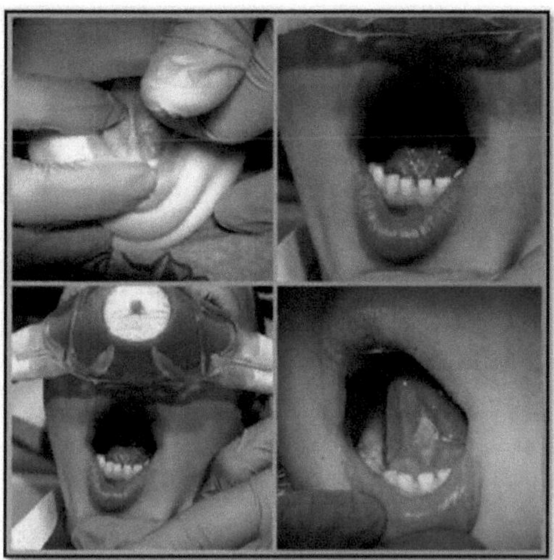

Figura 17: Gravata da língua tratada com laser

3. Remodelação Gengival e Gengivectomia:

A gengivectomia a laser é um procedimento dentário que recontorna ou escalda o tecido gengival para melhorar a saúde dentária ou a estética a longo prazo. Em comparação com a cirurgia convencional com bisturi, os lasers de tecidos moles, como o laser de díodo, Nd:YAG e CO_2, podem efetuar este procedimento, oferecendo uma experiência de cicatrização precisa, estável, sem sangue, frequentemente menos dolorosa e acelerada. Nas crianças com hipertrofia gengival, podemos utilizar vários lasers para a remodelação gengival. A hipertrofia gengival pode ser causada por alguns medicamentos como a Dilantina ou por uma higiene deficiente após a colocação de aparelhos ortodônticos. Além disso, em casos de cárie dentária que se propagou sob a gengiva, é possível utilizar o laser para remover o tecido gengival e proceder às fases de reparação sem hemorragia gengival. Neste caso, utiliza-se o laser de érbio com uma energia de 55-80mJ e uma frequência de 20-30Hz sem pulverização de água (Figura 18).

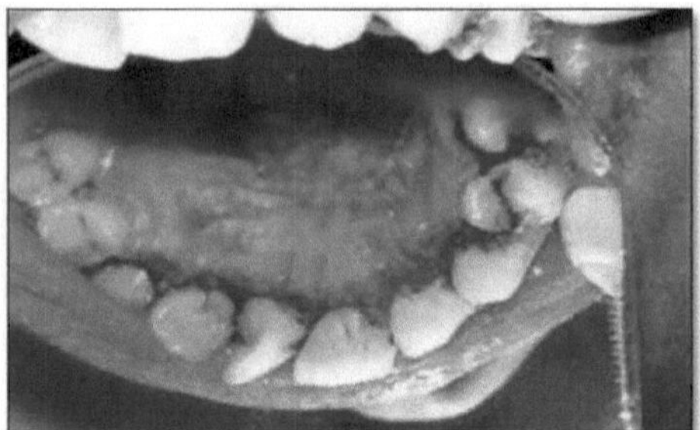

Figura 18: Gengivectomia assistida por laser

4. **Remoção de lesões e biopsias:**

As lesões de partes moles em crianças e adolescentes são achados clínicos decorrentes de traumas, pois nessas idades os traumas e pancadas são frequentes. Entre essas lesões podemos destacar as lesões fibróticas benignas decorrentes de traumas labiais (Figura 19).

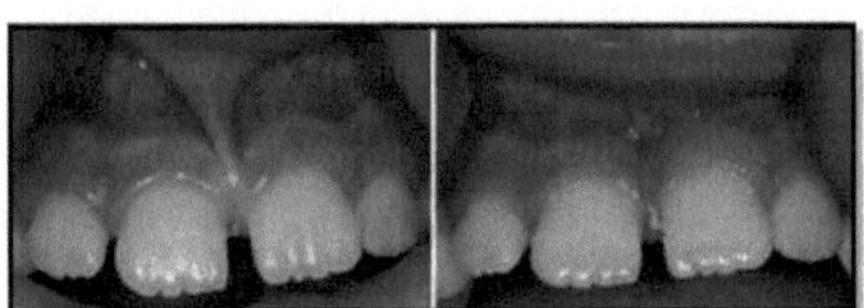

Figura 19: Frenectomia - assistida por laser

Estas lesões se forem pigmentadas podem ser removidas com os lasers de Árgon, Díodo e Nd: YAG. E se as lesões não forem pigmentadas, são mais fáceis de remover com os lasers de Érbio e CO 2, porque estes comprimentos de onda são facilmente absorvidos pela água.

Normalmente, esta operação necessita de anestesia local, mas raramente necessita de suturas. As vantagens do laser na remoção destas lesões são a menor hemorragia. Além disso, o patologista tem de ser informado de que a lesão foi removida por laser, a fim de efetuar um diagnóstico preciso. Pode ser utilizado o laser de érbio com uma energia média de 55mJ e uma frequência de 15-45Hz, bem como o laser de díodo com uma potência de 1-1,5W. No caso do laser de díodo, é preferível utilizá-lo em regiões bem vascularizadas, de modo a beneficiar das suas caraterísticas de hemostase.

Para a remoção de tecidos moles e exposição de dentes permanentes não irrompidos para objectivos ortodônticos, é possível utilizar diferentes comprimentos de onda de lasers, incluindo Er; Cr: YSGG, Nd: YAG, Er: YAG e laser de díodo. O laser de érbio tem a capacidade de remover tecidos moles e duros, pelo que, quando se utiliza este laser, deve prestar-se muita atenção ao esmalte nas imediações do ponto cirúrgico, de modo a reduzir o risco de corrosão.

Ao utilizar os lasers de Diodo e Nd: YAG este risco não existe, porque os seus comprimentos de onda não interagem com os tecidos duros.

Se, para a exposição dentária, apenas for necessária a remoção de tecidos moles, a maior parte das vezes a cirurgia pode ser efectuada sem necessidade de anestesia local, apenas com a aplicação de géis anestésicos, o que constitui uma grande vantagem em pacientes infantis.

O laser de érbio com energia superior a 100mJ e frequência de 20Hz é utilizado para o corte de tecidos moles e remoção de osso. Para reforçar a hemostase, é novamente utilizado o laser de érbio com uma energia de 65mJ, uma frequência de 20Hz e uma duração de impulso de 600µs.

4. Tratamento de úlceras aftosas e lesões herpéticas:

As úlceras aftosas isoladas ou estomatites são uma das causas da impaciência e agitação das crianças. Uma das formas mais fáceis e adequadas de tratar estas lesões é a aplicação de laser de baixa potência, como o laser de díodo em modo contínuo, o Nd: YAG e o laser de érbio, sem recurso a anestesia local. É possível utilizar o laser de érbio com uma frequência de 15Hz e uma energia de 35mJ sem contacto.

Primeiro, o laser é mantido durante 15 segundos na lesão e depois é movido num padrão de rotação acima da lesão. O tratamento é prolongado até uma margem de 1 mm fora da lesão. Se for utilizado o laser de díodo, aplica-se 0,5 W durante 1 minuto no tratamento de lesões aftosas e 2 minutos no tratamento de lesões herpéticas. Tendo em conta a maior penetração do laser de díodo, este laser é melhor para o tratamento de lesões herpéticas. O laser Nd: YAG é também utilizado com uma energia de 50mJ e uma frequência de 20Hz. Na maioria dos casos, uma sessão de tratamento resulta no corte de toda a lesão e na rápida resolução do problema do doente, mas é possível repeti-la 3 a 4 vezes. A utilização de óculos de proteção, máscara e aspiração de alta potência nesta operação é necessária para evitar a contaminação pelas partículas evaporadas que podem ser infecciosas (Figura 20).

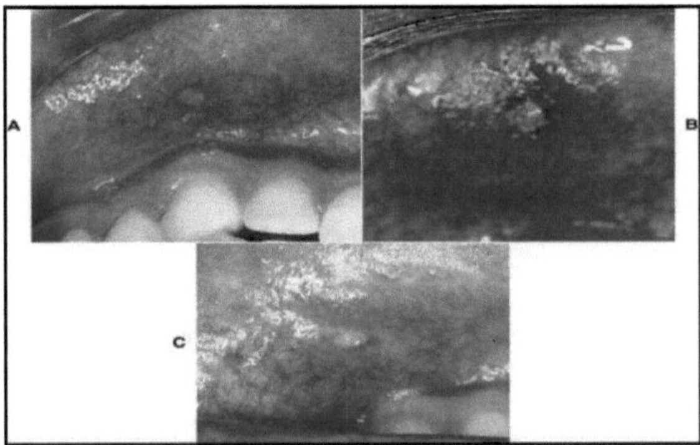

Figura 20: Úlcera aftosa tratada com laser de díodo. A (Úlcera aftosa), B (Vista pós-operatória imediata), C (Vista pós-operatória após 4 semanas)

C. APLICAÇÕES DE LASER DE BAIXA INTENSIDADE EM ODONTOPEDIATRIA:

Os diferentes tipos de lasers de baixa intensidade são: vermelho visível, hélio-néon (He-Ne), infravermelho invisível, arsenieto de gálio (Ga-As), arsenieto de gálio-alumínio (GaAlAs), fosforeto de índio-gálio-alumínio (InGaAlP). Os lasers de baixa intensidade actuam nos tecidos-alvo através de efeitos fotoquímicos e fotobiológicos.

Os lasers de baixo nível produzem entre 50-500mw de potência e têm efeitos estimulantes e inibitórios. A sua aplicação em odontopediatria inclui anestesia, tratamento de dentes anteriores traumatizados, tratamento de espasmos musculares e celulite, tratamento de problemas da articulação temporomandibular, atenuação do reflexo de Gag e redução de complicações pós-cirúrgicas (Figura 21).

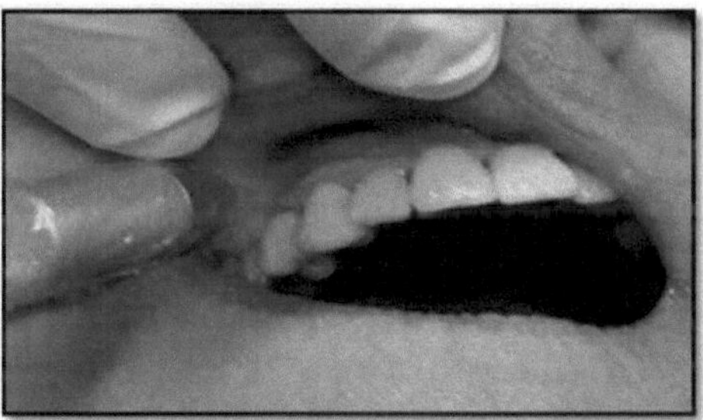

Figura 21: Terapia laser de baixa intensidade

A aplicação de lasers de baixa intensidade pode diminuir a necessidade de injeção de anestesia. A anestesia é efectuada por irradiação de lasers de baixo nível ou de lasers de alta potência em modo não focal.

Os dentes irradiados com laser de baixa intensidade demonstraram níveis mais baixos de dor em comparação com o grupo de controlo. Para obter este efeito, o laser de baixa intensidade é aplicado a uma distância de 1-3 mm sobre a superfície dentinária e a raiz do dente durante 1-2 minutos.

1. Tratamento de dentes anteriores traumatizados:

Os traumatismos nos dentes decíduos anteriores resultam em danos na polpa, descoloração dos dentes e/ou danos nos dentes permanentes que se encontram sob eles. Nesta condição, para tratar dentes soltos e deslocados, após o posicionamento correto do dente, as superfícies facial e palatina do dente traumatizado são irradiadas durante 1 minuto. Em alguns casos, é preferível irradiar o dente traumatizado nos dias 3 e 5 após o trauma.

2. Tratamento da celulite e do espasmo:

Pacientes com infeção oral decorrente de abscesso dentário, apresentam limitações de abertura bucal ao exame. A aplicação de laser de baixa intensidade na região afetada da maxila e da mandíbula durante 3 minutos (a quantidade de energia deve ser de aproximadamente 3J) resulta na redução do espasmo muscular e permite uma abertura bucal suficiente para a drenagem do dente infetado.

3. Problemas da articulação temporomandibular:

Tratamento Crianças com antecedentes de ruído no ouvido, dor mandibular durante a mastigação e limitação na abertura total da boca podem ser tratadas com laser de baixa intensidade a cada dois dias, embora essas condições não sejam frequentes em crianças. O protocolo normal compreende 5 sessões de tratamento com o uso de laser Aplicação em Odontopediatria energia de 2,2J e irradiação de fora para dentro da boca de cada ponto envolvido durante 1min.Atenuação do reflexo de vômito O ponto acupuntural P6 na região do pulso tem a capacidade de reduzir a náusea.

A aplicação de energia 4J neste ponto é eficaz na atenuação do reflexo de vómito. O ponto

P6 está localizado na parte inferior do pulso, a uma distância de 2,5 cm da prega do pulso. Este método é benéfico para os doentes que têm problemas na colocação de películas radiográficas, na colocação de diques de borracha e no trabalho em regiões posteriores. No futuro, os lasers serão mais utilizados no tratamento da região dento-alveolar.

4. Tratamento de operações cirúrgicas e lesões:

Os doentes submetidos a cirurgia beneficiam da irradiação laser da região afetada antes da cirurgia. Este método resulta na redução da dor e da inflamação pós-cirúrgicas. O efeito do laser na cicatrização de feridas deve-se à sua interação com a membrana celular e os componentes nucleares. A irradiação laser nos tecidos moles resulta na diminuição da inflamação e da dor, na melhoria da resistência à tensão da ferida e na estimulação do sistema imunitário.

5. Cura de compósitos:

Para a cura do compósito, é utilizado o laser de árgon com um comprimento de onda de 488 nm, ao qual a cânfora é sensível com precisão. A polimerização por laser é activada mais rapidamente do que a polimerização por luz convencional. A cura rápida em Odontopediatria, que necessita de menos tempo, é importante. Naturalmente, a utilização de camadas de compósito de 2 mm deve ser respeitada. O objetivo dos tratamentos de Odontopediatria é o tratamento preventivo ou reparador da boca ou dos dentes num ambiente livre de stress e pressão. Uma vez que o controlo do comportamento das crianças e a redução do tempo de trabalho são alguns dos pilares importantes da Odontopediatria.

Parece que a utilização de lasers pode ser muito benéfica. Os lasers mais utilizados em medicina dentária podem diminuir o stress e o medo dos pacientes durante as operações dentárias. São métodos mais conservadores nos tecidos moles e duros, com um mínimo de desconforto e hemorragia

6. Desinfeção e descontaminação:

A tecnologia laser também tem efeitos antimicrobianos benéficos. Um estudo in vitro demonstrou a eliminação de 99% das bactérias na matriz de colagénio pela aplicação do laser de díodo através do método de desinfeção bacteriana foto-activada (PAD) durante a terapia do canal radicular e a remoção de cáries.

No entanto, a limpeza e a desinfeção do sistema de canais radiculares primários requerem a máxima precisão devido à anatomia complexa do ápice. Deve ser dada especial atenção à profundidade de penetração do laser, que é próxima da luz infravermelha.[88]

O efeito antimicrobiano do laser de érbio no sistema de canais radiculares também foi demonstrado. A descontaminação do alvéolo após a avulsão dentária é outra capacidade dos lasers. A tecnologia laser tem muitas mais vantagens na desinfeção dos instrumentos dentários (Figura 22).

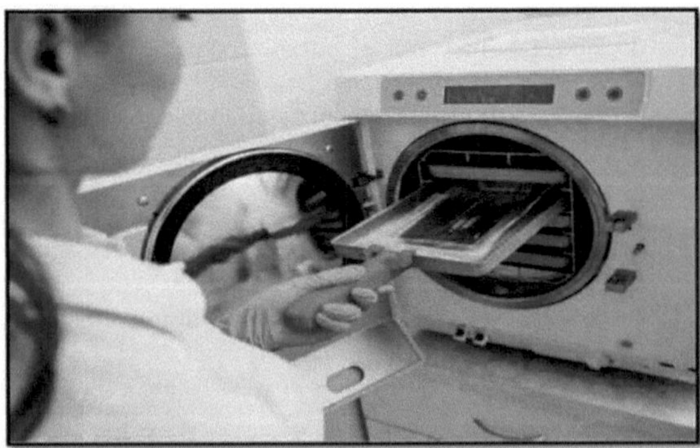

Figura 22: Desinfeção de instrumentos dentários com máquina laser

7. Efeitos analgésicos, alívio da dor e do desconforto:

O laser aumenta o limiar de dor dos doentes e diminui a necessidade de anestésicos locais.[89] A anestesia pode ser conseguida através da aplicação de laser nos comprimentos de onda do infravermelho próximo (803-980 nm) utilizando o modo não concentrado. Este efeito pode ser exercido sobre a polpa e durar 15 minutos, hiperpolarizando a membrana das fibras nervosas. Esta técnica teve uma taxa de sucesso de 50%-75% em dentes molares primários para a preparação de cavidades de classe II sem injeção de anestésico, utilizando uma sonda de 660 nm.

O laser de CO_2 pode ser utilizado localmente para aliviar a dor devida às forças ortodônticas e o LLLT acelera o movimento dentário ortodôntico sem efeitos adversos.[90,91] A irradiação laser/LED em torno do local ortodôntico ou da articulação temporomandibular tem sido capaz de aliviar a dor com êxito. A LLLT dos gânglios linfáticos durante a erupção dos dentes decíduos ou permanentes e a irradiação laser (4 a 6 J) dos dentes decíduos expostos também podem diminuir efetivamente a dor.[92]

A LLLT também pode diminuir eficazmente a resposta inflamatória primária e a dose de 3 a 4 J é adequada para diminuir a dor e o inchaço em caso de traumatismo dos lábios e dos dentes anteriores.[93,94] Os lasers são a ferramenta mais eficaz no controlo da dor durante os tratamentos cirúrgicos a laser, aliviando também o desconforto durante os períodos pré e pós-operatórios.

8. Exposição de dentes não irrompidos para fins ortodônticos:

Para a remoção de tecidos moles e exposição de dentes permanentes não irrompidos para objectivos ortodônticos, é possível utilizar diferentes comprimentos de onda de lasers, incluindo Er,Cr:YSGG, Nd:YAG, Er:YAG e laser de díodo.

O laser de érbio tem a capacidade de remover tecidos moles e duros, pelo que, quando se utiliza este laser, deve prestar-se muita atenção ao esmalte na zona circundante do ponto cirúrgico, de modo a reduzir o risco de corrosão.[95]

Ao utilizar os lasers de Díodo e Nd:YAG este risco não existe, porque os seus comprimentos de onda não interagem com os tecidos duros. Se, para a exposição dentária, apenas for necessária a remoção de tecidos moles, na maioria das vezes a cirurgia pode ser efectuada sem necessidade de anestesia local, apenas com a aplicação de géis anestésicos, o que é uma grande vantagem em pacientes infantis.

O laser de érbio com uma energia superior a 100mJ e uma frequência de 20Hz é utilizado para o corte de tecidos moles e a remoção de ossos. Para reforçar a hemostase, é novamente utilizado o laser de érbio com uma energia de 65mJ, uma frequência de 20Hz e uma duração de pulso de 600μs.[9] [61] A tecnologia laser tem sido utilizada em medicina dentária de adultos, mas especificamente em odontopediatria. A terapia com laser tem-se revelado útil e altamente eficaz. O laser pode ser utilizado para expor dentes não irrompidos ou parcialmente irrompidos para a colocação do fundo ou do bracket ortodôntico num procedimento de tratamento dentário (Figura 23).

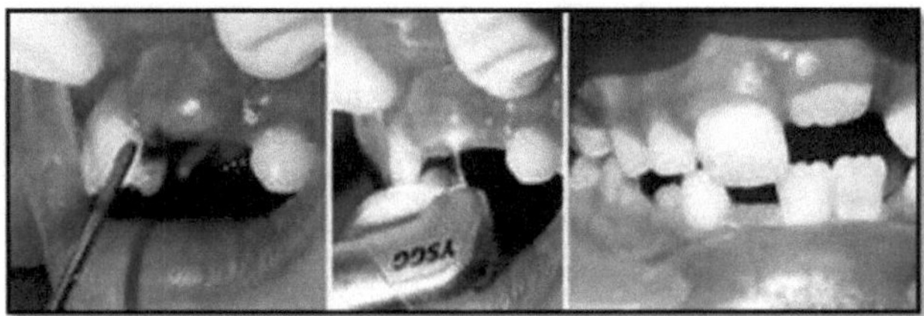

Figura 23: Exposição de um dente não irrompido com laser

Regulamentos e segurança dos lasers dentários

Os dispositivos, instrumentos e máquinas laser variam no seu potencial de emissão de energia luminosa, desde dispositivos portáteis ou integrados de baixa potência até unidades de alta potência capazes de cortar e ablacionar tecidos e materiais. A utilização segura de lasers em Odontopediatria estende-se a todo o pessoal que possa estar exposto, deliberadamente ou por acidente, e exige do clínico principal uma abordagem à sua utilização de modo a minimizar o risco de exposição acidental à luz laser.

O âmbito da regulamentação estende-se de forma semelhante à imposta à utilização de radiações ionizantes na prática dentária. Existem vários perigos dos lasers que podem ser classificados em várias categorias, que podem ser prejudiciais para o indivíduo e conduzir a potenciais danos no corpo humano. De acordo com Walsh (1916), com base nos potenciais perigos, o laser pode ser classificado em I, II, IIIA, IIIB e IV.

Os lasers da classe IV são definidos como os dispositivos que representam um perigo biológico devido à reflexão direta ou difusa. Em geral, qualquer laser capaz de emitir uma potência de saída de onda contínua superior a 500 mW pertence a esta classe.[97] Os lasers dentários pertencem à categoria IV, que é a mais perigosa de todos os lasers.

Os tipos de riscos que podem ser encontrados na prática clínica da medicina dentária são agrupados da seguinte forma.

i. Lesão ocular

ii. Danos nos tecidos

iii. Riscos respiratórios

iv. Incêndio e explosão

v. Choque elétrico.

Lesões/perigos oculares As potenciais lesões oculares podem ocorrer quer por emissão direta do laser quer por reflexão de uma superfície especular (semelhante a um espelho). Os instrumentos dentários têm sido capazes de produzir reflexos que podem resultar em danos nos tecidos, tanto do operador como do doente.[98] Sosis (1960) recomendou a utilização de instrumentos carbonizados ou não reflectores durante o tratamento a laser por algumas autoridades. A principal lesão ocular que pode resultar de um acidente com laser é uma queimadura da retina ou da córnea.

Isto é possível com emissões nas regiões espectrais do visível (400-780 nm) e do infravermelho (780-1400). As reflexões diretas e especulares de intensidade relativamente baixa podem causar danos na retina devido ao efeito de focagem do cristalino e da córnea. Devido ao efeito de focalização, a radiação incidente que passa pela pupila pode ser aumentada até 100 000 vezes na retina devido à ação de focalização do olho (Laser Institute of America, 1993).

Para evitar lesões oculares, a exposição pode ser efectuada com impulsos curtos. No entanto, mesmo assim, pode haver efeitos adversos; por conseguinte, para proteção dos olhos, recomenda-se a utilização de óculos de proteção contra o laser. Podem ocorrer danos na esclerótica e na superfície da córnea devido à exposição a energia radiante na gama do ultravioleta distante (7000 nm).[99]

RISCOS PARA OS TECIDOS:

Os riscos para os tecidos podem ser de dois tipos de reacções: interações térmicas e interações não térmicas.[100]

Interações térmicas

Os danos induzidos pelo laser na pele e noutros tecidos não visados podem resultar da interação térmica da energia com as proteínas dos tecidos. Elevações de temperatura de 21°C ou superiores à temperatura normal do corpo (37°C) podem levar à destruição de células por desnaturação de enzimas celulares e proteínas estruturais.

Exposições de 1 s ou mais podem levar à perfusão vascular e à difusão térmica da energia térmica no interior do tecido. No caso de um comprimento de onda superior a 400 nm, pode ocorrer necrose por coagulação térmica.

Não térmico

Interação com os tecidos Induz lesões nos tecidos por mecanismos fotoquímicos e fotoacústicos. Este tipo de interação é mais provável de ocorrer com impulsos únicos ou repetitivos de duração muito curta (1000 s) IIB Lasers visíveis de baixa potência que são perigosos quando observados durante mais de 0,25 s IIIA Lasers ou sistemas de média potência que normalmente não são perigosos quando observados durante 0,5 W) que produzem riscos oculares, cutâneos e de incêndio Kumar os efeitos perigosos e as medidas de segurança dos lasers em medicina dentária.

Estes tipos de riscos são por vezes referidos como riscos sem feixe, uma vez que não causam lesões nos tecidos devido à exposição direta ao feixe laser. Os contaminantes inalados podem ser emitidos sob a forma de fumos ou plumas gerados pela interação térmica dos lasers cirúrgicos.

É importante saber que a maioria dos lasers cirúrgicos utilizados em medicina dentária são capazes de gerar fumo, gases tóxicos e produtos químicos que são um perigo mais comum na investigação dentária (por exemplo, excimer laser). Durante a ablação ou incisão do tecido mole oral, os produtos celulares são vaporizados devido ao rápido aquecimento dos componentes líquidos do tecido.

No processo, fragmentos extremamente pequenos de elementos de tecido carbonizados, parcialmente carbonizados e relativamente intactos são violentamente projectados para a área, criando contaminantes no ar que são observados clinicamente como fumo ou o que é vulgarmente designado por pluma de laser.

A extensão da geração de plumas depende da absorção de vários comprimentos de onda pelo tecido alvo. Os maiores produtores de fumo são os lasers de dióxido de carbono e de érbio, e depois o laser Nd: YAG. Os lasers de dióxido de carbono e de érbio: granada de ítrio-alumínio (Er: YAG) têm uma absorção altamente eficiente devido ao elevado teor de água do tecido oral.[101] Perigos de combustão Os materiais inflamáveis durante a utilização do laser podem desempenhar um papel significativo na causa deste tipo de perigos. Os sólidos, líquidos e gases inflamáveis utilizados no contexto cirúrgico podem inflamar-se facilmente se forem expostos ao raio laser. Neste caso, o óxido nitroso é geralmente considerado como um material não inflamável, mas favorece a combustão.[102,103] Sosis (1950) não o recomendou para a cirurgia a laser. Riscos eléctricos De acordo com Miserendino (1960), os lasers de classe IV necessitam de correntes elevadas e de fontes de alimentação de alta tensão. Os riscos eléctricos dos lasers foram subdivididos em riscos de choque elétrico, riscos de incêndio elétrico ou riscos de explosão.

O sistema laser pode ficar exposto a líquidos condutores que podem contribuir para um risco elétrico.[104] A segurança do laser é uma parte importante e integrante de qualquer dispositivo ou instrumento antes da sua utilização. Quando avaliamos um produto como o laser dentário para utilização num doente, temos de considerar a sua segurança antes da utilização, juntamente com a sua eficácia e eficiência. A segurança do laser envolve a avaliação do resultado em termos de fase pré-operatória e a avaliação de quaisquer danos permanentes e indesejados nos tecidos e no corpo, juntamente com o benefício clínico. Neste caso, a relação risco-benefício deve ser pequena e o dispositivo deve ser mais benéfico para o doente.

De acordo com Piccione (1978), três factores são importantes para a segurança do laser.

1. O processo de fabrico do instrumento.
2. Funcionamento correto do aparelho.
3. A proteção pessoal da equipa cirúrgica e do doente.

Para garantir a segurança do dispositivo laser e a sua prática, as agências reguladoras desempenham um papel importante. Os Estados Unidos dispõem de quatro grandes organizações e agências que elaboram regulamentos e regras para a segurança do sistema laser.

SEGURANÇA LASER:

A segurança do laser é uma parte importante e integrante de qualquer dispositivo ou instrumento antes da sua utilização. Quando avaliamos um produto como o laser dentário para utilização num doente, temos de considerar a sua segurança antes de o utilizar, bem como a sua eficácia e eficiência. A segurança do laser envolve a avaliação do resultado em termos de fase pré-operatória e a avaliação de quaisquer danos permanentes e indesejados nos tecidos e no corpo, juntamente com o benefício clínico. Neste caso, a relação risco-benefício deve ser pequena e o dispositivo deve ser mais benéfico para o doente e para a equipa. Para garantir a segurança do dispositivo laser e a sua prática, as agências reguladoras desempenham um papel importante.

Produtos químicos encontrados na pluma de laser Produtos químicos da pluma de laser Água Dióxido de carbono Formaldeído, Benzeno, Acroleína, Metano, Cianatos, Acetona, Ciclohexano, Tolueno Ésteres de ácidos gordos, Alcanos, Xileno, Acetaldeído. Kumar Os efeitos perigosos e as medidas de segurança dos lasers em medicina dentária Administração (FDA) e o seu gabinete de regulamentação, o CDRH e a OHSA. Os Estados Unidos dispõem de uma autorização 510(k) para a comercialização através da

FDA americana. A FDA, através do CDRH, regula o fabricante do laser e assegura o cumprimento da legislação relativa aos dispositivos médicos. A autorização da FDA permite que as empresas e os fabricantes de aparelhos laser entrem no mercado e comercializem os seus produtos, que são competitivos e têm um desempenho semelhante ao dos produtos que já se encontram no mercado. Naturalmente, esta autorização da FDA exige a realização de vários testes e demonstrações de segurança e eficácia.

LSO De acordo com a ANSI (2000), um LSO é definido como uma pessoa designada e formada que dirige as práticas de segurança dos lasers e assegura um ambiente seguro enquanto o laser está a ser utilizado. Piccione (1978) discutiu várias responsabilidades sobre o LSO que foram adoptadas pelo departamento do trabalho, OHSA, nos Estados Unidos.

São eles:

1. Se o procedimento de segurança não tiver sido seguido ou se as normas de segurança não tiverem sido mantidas, o LSO deverá encerrar o funcionamento do laser.
2. O LSO deve assegurar que o sinal de "laser em utilização" seja afixado numa zona bem visível para limitar o acesso de outras pessoas à sala de tratamento. O sinal deve incluir o logótipo de perigo, indicar a luz laser visível ou invisível e o seu tipo.
3. Não deve permitir que ninguém se aproxime do campo cirúrgico sem óculos de proteção.
4. O LSO deve estar familiarizado com o manual do operador e com os procedimentos de segurança, incluindo as recomendações do fabricante em matéria de manutenção, documentação e efeitos adversos do dispositivo laser.
5. O LSO deverá ter conhecimento das medidas de controlo de segurança associadas a instrumentos específicos. Estas responsabilidades incluem a montagem e o

funcionamento do sistema de entrega do laser.

6. O LSO deve inspecionar a extremidade da fibra ou a ponta de vidro antes do procedimento. Uma fibra nua deve ter uma clivagem adequada e a ponta de vidro rígido deve ser plana. Quando o feixe de mira está ligado, deve ser visto um círculo redondo vermelho ou branco. Qualquer irregularidade na forma indica uma falha na clivagem ou a ponta está defeituosa, devendo ser alterada para permitir a energia máxima.

7. O LSO deve assegurar que a evacuação de grande volume está sempre presente para eliminar o mau odor. A evacuação de grande volume pode atuar como um agente de arrefecimento ao permitir que o ar atravesse o local da cirurgia.

Medidas de segurança/controlo do laser Medidas de controlo ambiental Miserendino (1995) salientou determinados aspectos que devem ser considerados para o estabelecimento de medidas de controlo adequadas para a aplicação do laser.

São eles:

1. O ambiente físico em que o laser é utilizado.

2. O potencial de lesão por exposição direta ao feixe de laser emitido.

3. As pessoas que podem utilizar ou ficar expostas a sistemas laser devem ter um conhecimento profundo do sistema utilizado e dos seus critérios de segurança.

De preferência, se possível, o laser deve ser utilizado em áreas controladas com acesso restrito. Deve ser utilizada uma cortina de proteção contra o laser para evitar a exposição acidental. Os mecanismos de segurança que impedem o disparo do laser quando as portas são abertas também são úteis para evitar a exposição acidental de pessoas que entram na sala de operações durante os procedimentos laser. Isto ajuda a evitar potenciais riscos de contaminantes transportados pelo ar, riscos de incêndio e eléctricos e riscos de explosão na área de funcionamento do laser Medidas de controlo de incêndio e eléctricas.

Para evitar riscos eléctricos durante o funcionamento do laser, o chão da sala de operações deve ser mantido seco. Como sabemos, o laser gera calor, pelo que se deve ter o cuidado de evitar a utilização de líquidos ou gases inflamáveis ou explosivos na sala de operações. Certos materiais combustíveis podem inflamar-se devido à exposição ao raio laser. Proteção dos olhos De acordo com Piccione (1962), o conceito de proteção dos olhos durante a ativação do laser foi desenvolvido em 1962 com o desenvolvimento do laser de rubi. Acredita-se que os lasers produzem luz que é absorvida se o feixe for refletido ou dirigido para um objeto. Sliney (1993) afirmou que o olho é um tecido-alvo crítico durante a ativação do laser.

A luz ou a energia produzida pelo sistema laser pode provocar lesões oculares se for vista diretamente ou devido à reflexão do feixe. Por conseguinte, as pessoas presentes na sala de operações, incluindo o doente, devem usar proteção ocular adequada. A utilização de óculos corretos é muito importante, uma vez que os diferentes comprimentos de onda do laser podem danificar várias partes dos olhos desprotegidos. A córnea do olho é constituída por água e absorve comprimentos de onda de dióxido de carbono, Er: YAG, érbio, granada de crómio-ítrio-escândio-gálio (Er, Cr: YSG) e hólmio (Ho:YAG). Piccione (1960) acredita que os lasers de érbio e de hólmio podem afetar o cristalino do olho. Analisou que podem ocorrer danos na retina com sistemas laser com comprimentos de onda curtos e penetração mais profunda. Estes incluem o árgon, o hélio-neão, o díodo e o Nd: YAG.

Isto pode ser proporcionado por óculos de proteção ou dispositivos de rastreio e deve ser concebido especificamente para utilização com o comprimento de onda da radiação laser. Devem ser considerados vários factores ao selecionar o equipamento ocular. Estes incluem o comprimento de onda da emissão laser, os limites máximos admissíveis de exposição, a degradação do meio absorvente e a densidade ótica dos óculos, os limites de exposição radiante, a necessidade de lentes de correção, os requisitos de múltiplos comprimentos de onda e a restrição da visão periférica, o conforto e a adaptação.

A densidade ótica é um fator importante a ter em conta. Os óculos de proteção contra laser e os filtros para óculos são especificados de acordo com a densidade ótica. De acordo com Sliney (1993), os óculos de proteção devem ter uma densidade ótica de pelo menos quatro para a emissão laser e o dispositivo específicos. Kumar, os efeitos perigosos e as medidas de segurança dos lasers em medicina dentária Medidas de controlo para os contaminantes transportados pelo ar Os contaminantes transportados pelo ar são o fumo ou o vapor gerados no local da cirurgia, que constituem uma preocupação especial. Também é conhecido como fumos de laser. Pensa-se que a exposição ao fumo do laser de dióxido de carbono pode afetar o sistema respiratório.

Miserendino (1978) afirmou que os contaminantes transportados pelo ar podem ser controlados por ventilação, evacuação ou vários métodos de proteção respiratória. A cirurgia a laser na cavidade oral necessita de uma boa evacuação da pluma. Recomendaram a evacuação dos contaminantes transportados pelo ar o mais próximo possível do ponto ou origem da cirurgia. Deve ser mantida uma sucção suficiente no campo cirúrgico, especialmente em condições patológicas com etiologia de infeção viral, para limitar a possibilidade de propagação do vírus através da pluma de laser. O sistema de evacuação deve ser capaz de remover partículas de tamanho mais pequeno e o filtro do sistema deve ser mudado regularmente, de acordo com as instruções do fabricante, para melhorar a eficiência. O pessoal cirúrgico deve usar máscara durante a ativação do laser.

Desde a invenção dos lasers, reconheceu-se que poderiam ser potencialmente perigosos para os tecidos orais e para o corpo humano. Atualmente, mesmo um laser de baixa potência, com apenas alguns miliwatts de potência de saída, pode ser perigoso para a visão humana. Quando se trata de estabelecer medidas de segurança contra o sistema laser, não deve haver qualquer compromisso.

Neste capítulo, procurou-se fornecer informações e orientações sobre a segurança dos lasers, que é necessário conhecer antes de utilizar o sistema laser. À primeira vista, pode parecer complicado, mas pode tornar-se parte da rotina diária durante os procedimentos laser. A manutenção do protocolo também será apreciada pelos doentes e pode aumentar a consciencialização, o que, por sua vez, ajudará a aumentar a confiança e o conforto dos doentes.

Conclusão

Considerando tudo isto, o laser pode ser uma alternativa adequada para muitos procedimentos convencionais em Odontopediatria. O diagnóstico e a remoção de cáries, a terapia pulpar, a diminuição do risco de infeção, inchaço e inflamação, a redução da hemorragia, a melhoria da cicatrização dos tecidos moles, o alívio da dor e a redução do reflexo de vómito são algumas das aplicações do laser em Odontopediatria. As crianças são frequentemente mais cooperantes quando o laser é utilizado para tratamentos dentários, devido ao seu carácter minimamente invasivo. Isto resulta numa maior satisfação das crianças e dos seus pais e aumenta a qualidade do serviço; A utilização da tecnologia laser tem sido amplamente utilizada em medicina dentária. Quando utilizados de forma eficaz e ética, os lasers têm sido uma ferramenta essencial em muitos tratamentos dentários. No entanto, os lasers têm as suas próprias limitações. Nunca foi a "varinha mágica" da medicina e da medicina dentária.

O futuro da medicina dentária a laser é promissor, uma vez que estão em curso novas investigações. O aparecimento de lasers para várias aplicações em medicina dentária pode influenciar o planeamento do tratamento dos doentes. Os lasers podem também revelar-se uma bênção disfarçada se não forem utilizados de forma segura e correta. Como diz Aaron Rose: "Na luz certa, à hora certa, tudo é normal". Os lasers estão a ser utilizados para vários procedimentos orais e dentários, seja para a deteção ou prevenção de cáries, para a restauração de uma cavidade e para vários procedimentos cirúrgicos menores num doente pediátrico, pelo que os lasers podem tornar-se, em breve, o procedimento de tratamento dentário mais escolhido em Odontopediatria. A abordagem minimamente invasiva dos lasers induz uma maior satisfação dos doentes pediátricos e dos seus tutores/pais e tende a melhorar a qualidade do tratamento efectuado pelo odontopediatra.

Os lasers aumentaram o âmbito do tratamento e o número de profissionais de medicina dentária que os utilizam. Os lasers já não se limitam ao tratamento das condições dos tecidos moles da periodontia ou da cirurgia oral. Algumas aplicações são controversas e o dentista prudente que utiliza lasers deve ter o cuidado de avaliar a seleção de casos, a especificidade do comprimento de onda, a interação com os tecidos, os parâmetros de segurança e as tolerâncias dos doentes, à medida que explora o pensamento "fora da caixa". Muitas descobertas médicas e dentárias modernas foram subprodutos de mentes inovadoras que pensaram "fora da caixa".

A medicina dentária com laser é empolgante a este respeito; no entanto, os bons princípios científicos exigem cautela e bom senso no desenvolvimento de novas aplicações de laser para o tratamento de doentes. A medicina dentária tem sido um estímulo para a exploração de várias aplicações potenciais da energia laser na investigação dentária. Logo após a invenção dos lasers, os investigadores começaram a examinar os efeitos de diferentes comprimentos de onda da energia laser nos tecidos orais. Da cirurgia de tecidos moles à dentisteria de restauração, da remodelação da gengiva saudável ao tratamento de condições patológicas, os investigadores e os clínicos definiram as limitações e mostraram as vantagens da utilização do laser em medicina dentária.

Bibliografia

1. Martens LC. Odontopediatria assistida por laser: Revisão e Perspectivas. J Oral Laser Appl. 2003;3(4):203-9.
2. Gross AJ, Herrmann TR. History of lasers. World J Urol. 2007;25(3):217-20.
3. Herd RM, Dover JS, Arndt KA. Princípios básicos do laser. Derma Clinic. 1997;15(3):355-72.
4. Prakash O, Ram RS. Simple designs to measure efficiency of different types of monochromators. J Opt. 1996;27(6):241-6.
5. Inberg A, Oksman M, Ben-David M, Croitoru N. Guia de ondas oco para radiação infravermelha média e térmica. J Clin Laser Med Surg. 1998;16(2):127-33
6. Yang Y, Chaney CA, Fried NM. Litotripsia laser Erbium:YAG utilizando fibras ópticas híbridas de germânio/sílica. J Endourol. 2004;18(9):830-5.
7. Konorov SO, Mitrokhin VP, Fedotov AB, Sidorov-Biryukov DA, Belo Glazov VI, Skibina NB et al. Fibras de cristal fotónico de núcleo oco para medicina dentária a laser. Phys Med Biol. 2004,49(7).1359-61.
8. Merberg GN. Estado atual da fibra ótica de infravermelhos para fornecimento de energia a laser médico. Las Surg Med. 1993;13(5):572-6.
9. Apel C, Franzen R, Meister J, Sarrafzadegan H, Thelen S, Gutknecht N. Influência da duração do impulso de um sistema laser Er:YAG no limiar de ablação do esmalte dentário. Las Med Sci. 2002;17:253-7.
10. Hillenkamp F. Interação dos tecidos com a radiação laser. Health Phys. 1989;56(5):613-6.
11. Crippa R, Fruili S, Parker S, Angiero F, Benedicenti S, Berne E. Gestão de malformações venosas intra-orais utilizando fotocoagulação induzida por

desidratação forçada assistida por laser. IL Dent Mod. 2013;9:80-97.

12. Jain K, Gorisch W. Reparação de pequenos vasos sanguíneos com o laser Neodymium-YAG. A Preliminary Report Surgery. 1979;8:684-8.
13. Suragimath G, Lohana MH, Varma S. Um estudo clínico comparativo randomizado de boca dividida para avaliar a eficácia do procedimento de despigmentação gengival usando a técnica de bisturi convencional ou laser de diodo. J Lasers Med Sci. 2016;7(4):227-32.
14. Zaffe D, Vitale MC, Martignone A, Scarpelli F, Botticelli AR. Estudo morfológico, histoquímico e imunocitoquímico do efeito do laser de CO2 e Er:YAG nos tecidos moles orais. Photomed Laser Surg. 2004;22(3):185-9.
15. Smith KC. The photobiological basis of low-level laser radiation therapy. Laser Ther. 1991;3(1):19-24.
16. Chung H, Dai T, Sharma SK, Huang YY, Carroll JD, Hamblin MR. As porcas e parafusos da terapia a laser de baixa intensidade (luz). Ann Biomed Eng. 2012; 40:516-33.
17. Karu TI. Cellular and molecular mechanisms of photobiomodulation (low-power laser therapy). J Sel Top Quantum Electron. 2013;18;20(2):143-8.
18. Hamblin MR. Mecanismos e aplicações dos efeitos anti-inflamatórios da fotobiomodulação. AIMS biophys. 2017;4(3):337-9.
19. Amaroli A, Ravera S, Baldini F, Benedicenti S, Panfoli I, Vergani L. A fotobiomodulação com luz laser de diodo 808-nm promove a cicatrização de feridas de células endoteliais humanas através do aumento da produção de espécies reativas de oxigênio, estimulando a fosforilação oxidativa mitocondrial. Las Med Sci. 2019;34:495- 504.

20. Kim K, Jang H, Park S, Na J, Myung JK, Kim MJ et al. Photobiomodulation enhances the angiogenic effect of mesenchymal stem cells to mitigate radiation- induced enteropathy. Int J Mol. Sci. 2019;20(5):1131.
21. Heidari M, Paknejad M, Jamali R, Nokhbatolfoghahaei H, Fekrazad R, Moslemi N. Effect of laser photobiomodulation on wound healing and postperative pain following free gingival graft: Um ensaio clínico controlado, aleatório e triplamente cego de boca dividida. J Photochem Photobiol Biol. 2017;172:109-14.
22. Arany PR. Cicatrização de feridas craniofaciais com terapia de fotobiomodulação: novos conhecimentos e desafios actuais. J Dent Res. 2016;95(9):977-84.
23. Chow RT, Armati PJ. Fotobiomodulação: Implicações para a anestesia e o alívio da dor. Photomed Laser Surg. 2016;34(12):599-609.
24. Sugaya NN, Silva ÉF, Kato IT, Prates R, Gallo CD, Pellegrini VD. Terapia a laser de baixa intensidade em pacientes com síndrome da ardência bucal: Um estudo randomizado, controlado por placebo. Braz Oral Res. 2016;30:108-10.
25. Dias SB, Fonseca MV, Dos Santos NC, Mathias IF, Martinho FC, Junior MS et al. Efeito da terapia com laser de baixa intensidade GaAIAs na cicatrização da mucosa do palato humano após a colheita de enxerto de tecido conjuntivo: Ensaio Clínico Randomizado. Lasers Med Sci. 2015;30:1695-702.
26. Arbabi-Kalati F, Moridi T. Evaluation of the effect of low-level laser on prevention of chemotherapy-induced mucositis. Ata Medica Iranica. 2013;51:157-62.
27. Shirani AM, Gutknecht N, Taghizadeh M, Mir M. Low-level laser therapy and myofacial pain dysfunction syndrome: Um ensaio clínico controlado e aleatório. Lasers Med Sci. 2009;24:715-20.
28. Caccianiga G, Paiusco A, Perillo L, Nucera R, Pinsino A, Maddalone M et al. A

terapia laser de baixa intensidade melhora a eficiência do alinhamento dentário ortodôntico? Resultados de um estudo piloto aleatório. Photomed laser surg. 2017;35(8):421-6.

29. Farias RD, Closs LQ, Miguens Jr SA. Avaliação do uso da terapia laser de baixa intensidade no controle da dor em pacientes ortodônticos: Um ensaio clínico randomizado split-mouth. Angle Orthod. 2016;86(2):193-8.
30. Cronshaw M, Parker S, Arany P. Feeling the heat: Base evolutiva e microbiana para os mecanismos analgésicos da terapia de fotobiomodulação. Photomed Laser Surg. 2019;37(9):517-26.
31. Vinesh E, Jeyapriya SM, Kumar MS, Arunachalam M. Photobiomodulation and oral wound healing (Fotobiomodulação e cicatrização de feridas orais). J Multidiscip Dent. 2017;7(2):129-34.
32. Hode L, Tuner J. Laser phototherapy. Grangesberg, Suécia: Prima Books. 2014;92-4.
33. Kim A, Roy M, Dadani FN, Wilson BC. Mapeamento topográfico de estruturas fluorescentes subsuperficiais em tecidos utilizando excitação de múltiplos comprimentos de onda. J Biomed Opt. 2010;15(6):066026.
34. Rajan V, Varghese B, Van Leeuwen TG, Steenbergen W. Review of methodological developments in laser Doppler flowmetry. Las Medical Science. 2009;24:269-83.
35. Jayanthi JL, Nisha GU, Manju S, Philip EK, Jeemon P, Baiju KV et al. Espectroscopia de reflectância difusa: Precisão do diagnóstico de uma técnica de rastreio não invasiva para a deteção precoce de alterações malignas na cavidade oral. 2011;1:1-71.
36. Eom JB, Ahn JS, Eom J, Park A. Tomografia de coerência ótica de amplo campo de

visão para diagnósticos estruturais e funcionais em odontologia. J Biomed Opt. 2018;23:1-8.

37. Torres C, Miranda Gomes-Silva J, Menezes-Oliveira M, Silva Soares L, Palma-Dibb R. Borsatto M. Espectroscopia FT-Raman, espetrometria μ-EDXRF e análise de microdureza da dentina de dentes decíduos e permanentes. Microsc Res Tech. 2018;81:509-14.

38. Driessens FC, Van Dijk JW, Borggreven JM. Biological calcium phosphates and their role in the physiology of bone and dental tissues I. Composition and solubility of calcium phosphates. Calcif Tissue Res. 1978;26(1):127-37.

39. Poli R, Parker S. Obtenção de analgesia dentária com o laser erbium chromium yttrium scandium gallium garnet (2780 nm): Um protocolo para tratamento conservador sem dor. Photomed Laser Surg. 2015;33(7):364-71.

40. Dederich DN. Interação laser/tecido: O que acontece à luz laser quando atinge o tecido? J Am Dent Assoc. 1993;124(2):57-61.

41. Parker S, Cronshaw M, Anagnostaki E, Bordin-Aykroyd SR, Lynch E. Revisão sistemática dos parâmetros de entrega utilizados na terapia de fotobiomodulação dentária. Photobiomodulation Photomed Laser Surg. 2019;37(12):784-97.

42. Boj JR, Poirier C, Espasa E, Hernandez M, Espanya A. Mucocele do lábio inferior tratada com um laser de Erbium. Pediatr Dent. 2009;31(3):249-52.

43. Boj JR. O Futuro da Odontopediatria a Laser. J Ora Las Applic. 2005;5(3).

44. Widmer R. Implicações do desenvolvimento infantil na prática dos cuidados orais. Compend Contin Educ Dent. 20021;23:4-9.

45. Dean JA, Avery DR, McDonald RE. Dentistry for the Child, and Adolescent (Dentisteria para a Criança e o Adolescente). Boston Mosby. 2011;563.

46. Koci E, Almas A. Aplicação de laser em medicina dentária: Uma atualização da tomada de decisões clínicas baseada em provas. Pak Oral Dent J. 2009;29(2):409-23.

47. Aoki A. Estado atual das aplicações clínicas do laser na terapia periodontal. Gen Dent. 2008;56(7):674-87.

48. Boj J, Hermandez M, Poirier C, Espasa E. Laser: Uma ferramenta poderosa para o tratamento do granuloma piogénico. J Cutan Aesthet Surg.2011;4(2):144-7.

49. Ramazani N, Ahmadi R, Daryaeian M. Oral, and dental laser treatment for children: Aplicações, vantagens e considerações. J Lasers Med Sci. 2012;3(1):44-9.

50. Ramazani N, Poureslami H, Ahmadi R, Ramazani M. Early childhood caries and the role of pediatricians in its prevention. Iran J Pediatric Soc. 2010;22:11-25.

51. Krause F, Jepsen S, Braun A. Comparação de dois dispositivos de fluorescência laser para a deteção de cáries oclusais in vivo. Eur J Oral Sci. 2007;115(4):252-6.

52. Olivi G, Genovese MD. Dentisteria restauradora a laser em crianças e adolescentes. Eur Arch Paediatr Dent. 2011;12:68-78.

53. Bengtson AL, Gomes AC, Mendes FM, Cichello LR, Bengtson NG, Pinheiro SL. Influência da experiência clínica do examinador na deteção de lesões de cárie oclusal em dentes decíduos. Pediatr Dent. 2005;27(3):238-43.

54. Lussi A, Francescut P. Desempenho de métodos convencionais e novos para a deteção de cáries oclusais em dentes decíduos. Caries Res. 2003;37(1):2-7.

55. Lussi A, Zimmerli B, Hellwig E, Jaeggi T. Influência da condição da superfície do dente adjacente nas medições de fluorescência para a deteção de cáries aproximadas. Eur J Oral Sci. 2006;114(6):478-82.

56. Novaes TF, Matos R, Braga MM, Imparato JC, Raggio DP, Mendes FM. Desempenho de um aparelho de fluorescência a laser tipo caneta e de métodos

convencionais na deteção de lesões de cárie proximais em dentes decíduos - estudo in vivo. Caries Res. 2009;43(1):36-42.

57. Braga M, Nicolau J, Rodriguez CR, Imparato JC, Mendes FM. O aparelho de fluorescência a laser não apresenta bom desempenho na deteção de lesões precoces de cárie em dentes decíduos: Um estudo in vitro. Oral Health Prev Dent. 2008;6:165-9.

58. Ando M, Van der Veen MH, Schemehorn BR, Stookey GK. Estudo comparativo para quantificar o esmalte desmineralizado em dentes decíduos e permanentes utilizando técnicas de fluorescência induzida por laser e luz. Caries res. 2001;35(6):464-70.

59. Takamori K, Hokari N, Okumura Y, Watanabe S. Deteção de cáries oclusais sob selantes através da utilização de um sistema de fluorescência a laser. J Clin Laser Med Surg. 2001;19(5):267-71.

60. Apel C, Birker L, Meister J, Weiss C, Gutknecht N. O potencial preventivo de cáries da radiação laser subablativa Er:YAG e Er:YSGG num modelo intra-oral: Um estudo piloto. Photomed Laser Surg. 2004;22(4):312-7.

61. Westerman GH, Hicks MJ, Flaitz CM, Ellis RW, Powell GL. Efeitos da irradiação com laser de árgon e do tratamento com flúor na formação de lesões de esmalte tipo cárie em dentes decíduos: Um estudo in vitro. Am J Dent. 2004;17(4):241-4.

62. Rezaei Y, Bagheri H, Esmaeilzadeh M. Efeitos da irradiação laser na prevenção de cáries: J Lasers Med Sci. 2011;2(4):159-64.

63. Olivi G, Margolis FS, Genovese MD. Pediatric Laser Dentistry; A User's Guide. Chicago: Quintessence Publishing. 2011;73-6.

64. Lupi-Pégurier L, Bertrand MF, Genovese O, Rocca JP, Muller-Bolla M. Microinfiltração de selantes à base de resina após condicionamento com laser

Er:YAG. Las Med Sci. 2007;22(3):183-8.

65. Lepri TP. Resistência de união ao cisalhamento de um selante à superfície de esmalte contaminado: Influência do pré-tratamento com laser de Erbium:Yttrium-Aluminum-Garnet. J Esthet Restor Dent. 2008;20(6):386-92.

66. Moshonov J, Stabholz A, Zyskind D, Sharlin E, Peretz B. Esmalte tratado com ácido e Erbium: Yttrium Aluminum Garnet tratado a laser para selantes de fissuras: Uma comparação da microinfiltração. Int J Paediatr Dent. 2005;15(3):205-9.

67. Cehreli SB, Gungor HC, Karabulut E. Pré-tratamento com laser Er,Cr:YSGG de dentes decíduos para aplicação de selante de fissuras: Um estudo quantitativo de microinfiltração. J Adhes Dent. 2006;8(6):38-6.

68. Olivi G, Genovese MD, Caprioglio C. Medicina dentária baseada em evidências sobre medicina dentária pediátrica a laser: Revisão e perspectivas. Eur J Paediatr Dent. 2001;10(1):29.-40.

69. Pescheck A, Pescheck B, Moritz A. Pulpotomia de molares primários com a utilização de um laser de dióxido de carbono: Resultados de um estudo in vivo a longo prazo. J Oral Laser Appl. 2002;2(3):16-9.

70. Soares F, Varella CH, Pileggi R, Adewumi A, Guelmann M. Impacto da terapia laser Er,Cr: YSGG na limpeza das paredes dos canais radiculares de dentes decíduos. J Endo. 2008;34(4):474-7.

71. Olivi G, Genovese MD, Maturo P, Docimo R. Capeamento pulpar: Vantagens da utilização da tecnologia laser. Eur J Paediatr Dent. 2007;8(2):89-95.

72. Odaba⅞ ME, Bodur H, Ban§ E, Demir C. Avaliação clínica, radiográfica e histopatológica da pulpotomia a laser Nd:YAG em dentes decíduos humanos. J Endo. 2007;33(4):415-21.

73. Fornaini C, Rocca JP, Bertrand MF, Merigo E, Nammour S, Vescovi P. Nd:YAG e laser de díodo no tratamento cirúrgico dos tecidos moles relacionados com o tratamento ortodôntico. Photomed Laser Surg. 2007;25(5):381-92.
74. Parkins F. Lasers em Odontopediatria e Dentisteria do Adolescente. Dent Clin N Am. 2000;44(4):821-30.
75. Kotlow LA. Diagnóstico oral de anexos anormais do frénulo em neonatos e bebés: Avaliação e tratamento do frénulo maxilar e lingual utilizando o laser Erbium:YAG. J Pediatr Dent Care. 2004;10(3):11-4.
76. Monteiro LS, Azevedo A, Cadilhe S, Sousa D, Faria C, Martins M. Tratamento laser das anomalias vasculares da cavidade oral. Rev Port Estomatol. 2013;54(3):171-5.
77. Guelmann M, Britto L, Katz J. Sobrecrescimento gengival induzido por ciclosporina numa criança tratada com cirurgia a laser de CO2: Um relato de caso. J Clin Pediatr Dent. 2004;27(2):123-
6.
78. Cruz DR, Kohara EK, Ribeiro MS, Wetter NU. Efeitos da laserterapia de baixa intensidade na velocidade de movimentação ortodôntica de dentes humanos: Um estudo preliminar. Lasers em Cirurgia e Medicina: J Las Med Surg. 2004;35(2):117-20.
79. Vaghela DJ, Sinha AA. Oximetria de pulso e fluxometria Doppler a laser para o diagnóstico da vitalidade pulpar. J Interdiscip Dent. 2011;1(1):14.
80. Genovese MD, Olivi G. Laser em dentisteria pediátrica: Aceitação pelo paciente da terapia de tecidos duros e moles. Eur Arch Paediatr Dent. 2008;9(1):13.
81. Fujiyama K, Deguchi T, Murakami T, Ujii A, Kushima K, Takano-Yamamoto T. Efeito clínico do laser de CO2 na redução da dor em ortodontia. Angle Orthod. 2008;78(2):299-303.

82. Youssef M, Ashkar S, Hamade E, Gutknecht N, Lampert F, Mir M. O efeito da terapia laser de baixa intensidade durante o movimento ortodôntico: Um estudo preliminar. Las Med Sci. 2008;23:27-33.

83. Kravitz ND, Kusnoto B. Lasers para tecidos moles em ortodontia: Uma visão geral Am. J Orthod Dent Ortho.2008;133(4):110-4.

84. Haytac MC, Ozcelik O. Avaliação das percepções dos doentes após operações de frenectomia: Uma comparação entre as técnicas do laser de dióxido de carbono e do bisturi. J Perio. 2006;77(11):1815-9.

85. Walsh LJ. O estado atual das aplicações de laser em medicina dentária. Aust Dent J.2003;48(3):146-55.

86. Leo M, Robert P, Blankenau R. A história e o desenvolvimento da medicina dentária a laser. Lasers em Medicina Dentária. Chicago: Quintessence Publishing. 1995;17-27.

87. Sosis MB. Segurança na sala de operações durante a cirurgia a laser. Conferência Internacional sobre Segurança do Laser, novembro, Secção 6-9; 1990.

88. White JM, Goodis HE, Kudler JJ, Tran KT. Efeitos do laser térmico nos tecidos moles intra-orais, dentes e osso in vitro. Terceiro Congresso Internacional de Lasers em Medicina Dentária. Salt Lake City: Serviços de Impressão da Universidade de Utah, 1992.

89. Baggish MS, Polesz BJ, Joret D, Williamson P, Refai A. Presença do ADN do vírus da imunodeficiência humana no fumo do laser. Las Surg Med. 1991;11(3):197-203.

90. Coluzzi DJ. Fundamentos dos lasers dentários: Ciência e instrumentos. Dent Clin. 2004;48(4):751-70.

91. Convissar RA. Paliação a laser das manifestações orais da infeção pelo vírus da

imunodeficiência humana. J Am Dent Assoc. 2002;133(5):591-8.

92. Arnabat J. Aplicação do laser erbium: YAG laser no segundo estágio da cirurgia de implantes. Apresentado no 7º Congresso Internacional de Lasers em Medicina Dentária. Bélgica: Sociedade Internacional de Lasers em Medicina Dentária; 2000.

93. Dederich DN, Bushick RD. Lasers em medicina dentária: Separando a ciência do exagero. The J Am Dent Assoc. 2004;135(2):204-12.

94. Piccione PJ. Segurança do laser dentário. Dent Clin North Am. 2004; 48:795-807.

95. Parkins F, O'Toole T, Yancy J. Tratamentos com laser de lesões aftosas e herpéticas. J Dent Res. 1994;73:190.

96. Radatti DA, Baumgartner JC, Marshall JG. Uma comparação n da eficácia do laser Er, Cr:YSGG e da instrumentação rotativa no desbridamento do canal radicular. J Am Dent Assoc. 2006;137(9):1261-6.

97. Takeda FH, Harashima T, Kimura Y, Matsumoto K. Eficácia da irradiação com laser Er:YAG na remoção de detritos e smear layer nas paredes dos canais radiculares. J Endo. 1998;24(8):548-51

98. Takamori K. Estudo histopatológico e imunohistoquímico da polpa dentária e das fibras nervosas pulpares em ratos após a preparação da cavidade com laser Er:YAG. J Endos. 2000;26(2):95-9.

99. Visuri SR, Gilbert JL, Wright DD, Wigdor HA, Walsh Jr JT. Resistência ao cisalhamento do compósito colado à dentina preparada com laser Er:YAG. J Dent Res. 1996;75(1):599- 605.

100. Laser Institute of America. Norma Nacional Americana para a Utilização Segura de Lasers. Orlando, FL: Laser Institute of America; 2000.

101. Powell GL, Ellis R, Blankenau RJ, Schouten JR. Avaliação de compósitos curados

com laser de árgon e luz convencional. J Clin Laser Med Surg. 1995;13(5):315-7.

102. Pogrel MA, Muff DF, Marshall GW. Alterações estruturais no esmalte dentário induzidas pelo laser de dióxido de carbono de onda contínua de alta energia. Las Surg Med. 1993;13(1):89-96.

103. Sliney DH. Segurança do laser. Lasers Surg Med. 1995;16:215-25.

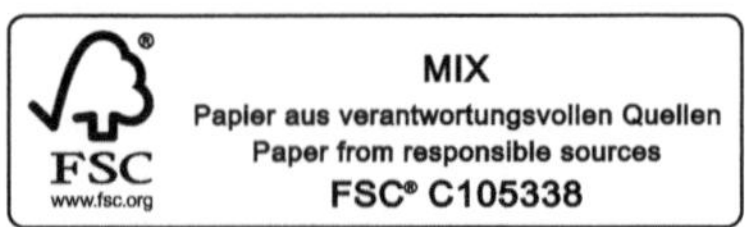

Printed by Books on Demand GmbH, Norderstedt / Germany